Pilates
Die 50 besten Übungen

Allgemeine Hinweise:

Aus Gründen der besseren Lesbarkeit wird bei Personenbezeichnungen die männliche Sprachform verwendet. Gemeint ist sowohl die männliche als auch die weibliche und die diverse Form.

Das vorliegende Buch wurde sorgfältig erarbeitet. Dennoch erfolgen alle Angaben ohne Gewähr. Weder die Autoren noch der Verlag können für eventuelle Nachteile oder Schäden, die aus den im Buch vorgestellten Informationen resultieren, Haftung übernehmen.

Sollte diese Publikation Links auf Webseiten Dritter enthalten, so übernehmen wir für deren Inhalte keine Haftung, da wir uns diese nicht zu eigen machen, sondern lediglich auf deren Stand zum Zeitpunkt der Erstveröffentlichung verweisen.

Christian Lutz | Stefanie Rahn

PILATES

DIE 50 BESTEN ÜBUNGEN

MEYER & MEYER VERLAG

Covergrafik: © ayun - stock.adobe.com
Autorenfotos: © Mira Hampel Fotografie, www.mirahampel.de
Covergestaltung: René Kierchhoff
Umschlaggestaltung: Sannah Inderelst
Innenlayout: Sannah Inderelst
Fotos im Innenteil: © Mira Hampel Fotografie, www.mirahampel.de
Satz: Sannah Inderelst
Lektorat des Manuskripts: Marike Gillessen
Projektleitung: Marike Gillessen

Pilates – Die 50 besten Übungen

Bibliografische Information der Deutschen Nationalbibliothek
Die Deutsche Nationalbibliothek verzeichnet diese Publikation in der Deutschen Nationalbibliografie; detaillierte bibliografische Details sind im Internet über <www.dnb.de> abrufbar.

Member of the World Sport Publishers' Association (WSPA)

Gesamtherstellung (Druck): Print Consult GmbH, München, www.printconsult.de

ISBN 978-3-8403-7983-3

Bei Fragen zur Sicherheit unserer Produkte wenden Sie sich bitte an: kontakt@m-m-sports.com.

INHALT

1

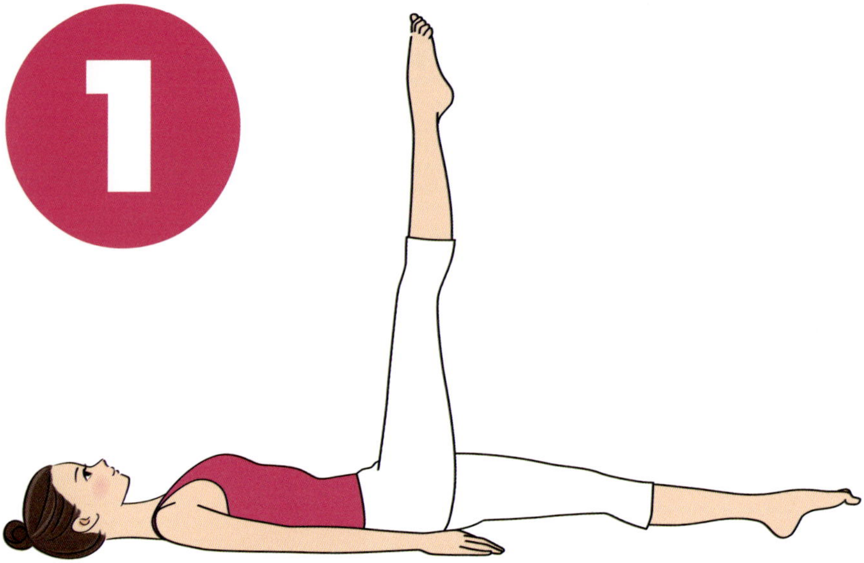

EINLEITUNG

Herzlichen Dank! Wir freuen uns, dass du dich für dieses Buch entschieden hast, um deine Gesundheit, dein Wohlbefinden, dein Selbstvertrauen und dein Aussehen nachhaltig zu verbessern.

Pilates ist nicht nur körperliche Bewegung oder eine willkürliche Auswahl von Übungen. Pilates ist ein Trainingssystem zur Verbesserung deines Körpers und deines Geistes. Auf der körperlichen Ebene kräftigts du mit Pilates deine Tiefenmuskulatur und förderst deine Beweglichkeit sowie Koordination, auf der geistigen Ebene hilft es dir Stress abzubauen, deinen mentalen Fokus zu stärken und deinen Sinn für dein eigenes Wohlergehen zu erwecken und zu steigern.

Jeder kann von der Pilates-Methode profitieren, egal ob jung oder alt, Couch-Potato oder Elite-Athlet. Für jeden gibt es Möglichkeiten zu starten.

In diesem Buch laden wir dich dazu ein, Pilates für dich zu entdecken und zu einem regelmäßigen Teil deines Lebens zu machen. Wir möchten dich anregen, aktiv zu werden, selber zu üben und zu praktizieren und tiefer in die herrliche Welt der Pilates-Methode einzutauchen. Deshalb werden wir dich in diesem Buch nicht mit Unmengen an Theorie beladen, sondern möchten dich vielmehr in die Praxis, in die Bewegung bringen. Profitiere auch du von der Vielfalt der Pilates-Methode!

Das Buch soll dich dazu befähigen, selbstbestimmt und unabhängig von anderen zu trainieren. Du nutzt entweder unsere vorchoreografierten Abfolgen oder du erstellst dir mit unserem Baukastensystem ein Training ganz nach deinen eigenen Bedürfnissen.

Unter dem Motto „Good Night" findest du Bewegungsabfolgen, die den Fokus mehr auf Mobilität, Stretching und Entspannung richten. Die „Wake Up"-Choreographien fördern deine Kraft und deine Koordination und schärfen deinen mentalen Fokus. Sie sollen dich stimulieren und aktivieren. Die zusätzliche Unterteilung der Abfolgen in unterschiedliche Level hilft dir dabei, jeden Tag genau das Training zu finden, das gerade zu dir passt. Und mit einer Länge von 10 bis maximal 30 Minuten kannst du sie problemlos in deinen Arbeitsalltag integrieren.

Mit nur wenigen Minuten Training pro Tag wirst du erstaunliche Ergebnisse erzielen, die dich in deinem Körper wohler fühlen lassen, deine Gesundheit fördern und dich auf allen Ebenen positiv verändern. Herzlich willkommen in der Welt des Pilates!

Wir freuen uns, dich mit diesem Buch auf deinem Weg zu einem aktiveren und gesünderen Leben begleiten zu dürfen.

Viel Spaß und Freude beim Trainieren und Kreieren wünschen Stefanie und Christian!

2

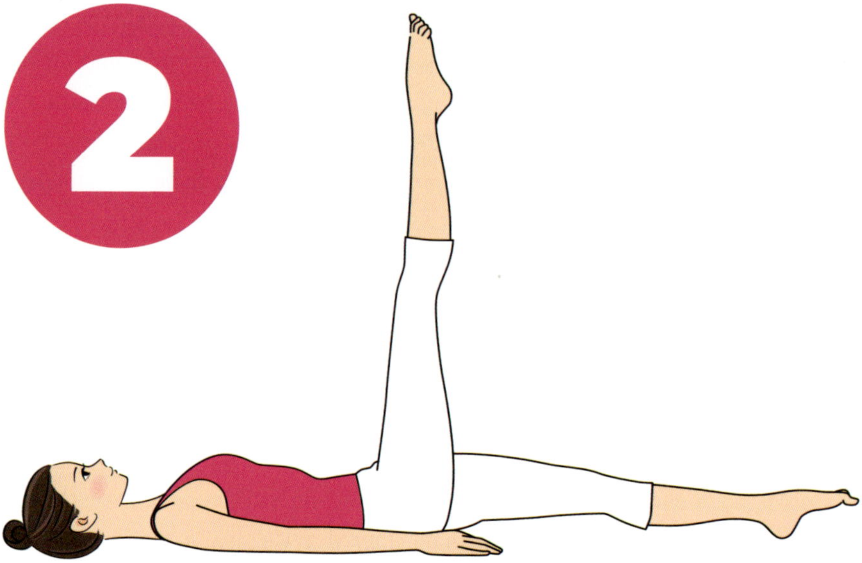

WIE ARBEITE ICH MIT DIESEM BUCH?

In Anlehnung an die Arbeitsweise von Joseph H. Pilates haben auch wir die Pilates-Übungen in drei unterschiedliche Schwierigkeitsstufen aufgeteilt: Anfänger, Fortgeschrittene und Profis. Allerdings unterscheidet sich die Einteilung in diesem Buch von der Einteilung, die Pilates gewählt hat. Denn während Joseph H. Pilates sein Mattenprogramm mit den festgelegten Übungen mit professionellen Sportlern durchgeführt hat, gehen wir davon aus, dass du wenig bis durchschnittlich trainiert bist und in diesem Buch ein praktikables und effektives Trainingsprogramm für den Alltag suchst. Die originalen Übungen, selbst die Übungen für Einsteiger, sind oft deutlich zu schwierig und komplex. Und so finden sich auch in diesem Buch, neben vielen originalen Übungen, alle wesentlichen Grundlagen, die den perfekten Einstieg in das Repertoire bilden und die Basis für ein sicheres und effektives Training schaffen. Wir empfehlen dir, die Reihenfolge zu beachten und erst in das nächste Level zu wechseln, wenn du dich gut und sicher fühlst. Führe alle Übungen mit der Atmung als Rhythmusgeber aus. So wird dein Training sehr konzentriert und du spürst genau, welches Tempo eine Übung erfordert. Das kann für dich am Anfang sehr ungewohnt sein, wird später aber immer selbstverständlicher.

Hast du die Übungen aus einem Level verinnerlicht, kannst du sie mit unseren fertigen Workouts zu gezielten Übungsfolgen zusammenführen. Hier gibt es die Auswahl zwischen einem 10-minütigen Programm oder einem 30-minütigen Training.

Du möchtest dein eigenes, individuelles Programm ausarbeiten? Kein Problem! Im letzten Kapitel des Buchs geben wir dir eine einfache Anleitung, mit der du deine eigenen Workouts zusammenstellen kannst. Also roll deine Matte aus und leg noch heute los!

3

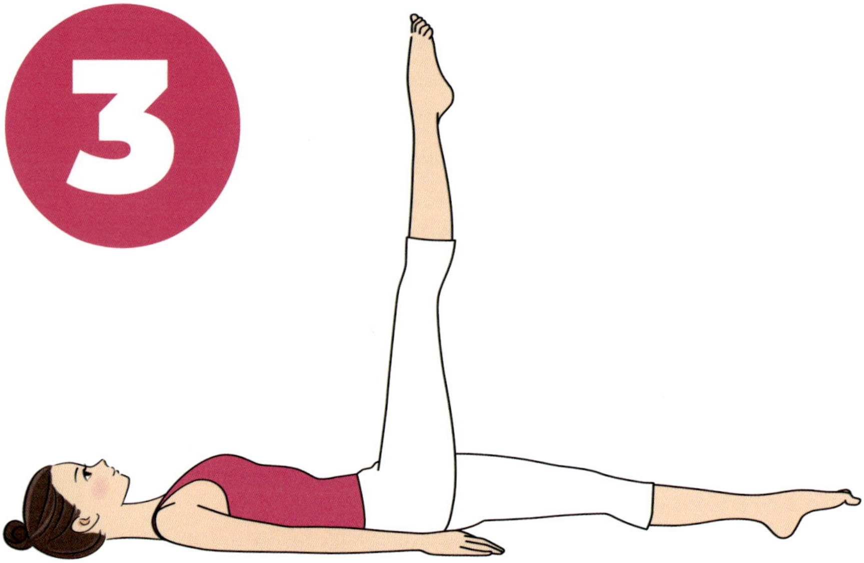

DIE BESTEN ÜBUNGEN FÜR ANFÄNGER

Los geht's! Mit diesen Übungen für Einsteiger gelingt der Start in die Pilates-Welt spielend. Doch aufgepasst: Auch wenn die Bewegungsabläufe am Anfang eher leicht wirken, haben sie es ganz schön in sich. Für die korrekte Ausführung braucht man, neben der richtigen Atmung, auch Konzentration und Kontrolle (das sind drei der Pilates-Trainingsprinzipien). Denke bei diesen grundlegenden Übungen immer an ein Pyramidenprinzip: Je größer die Basis, desto höher kann man bauen.

LOW ABS I

KRAFT	MOBILISATION	DEHNUNG

BAUCH

Ziel: Aktivierung der Bauchmuskeln, Stabilisierung der neutralen Beckenposition

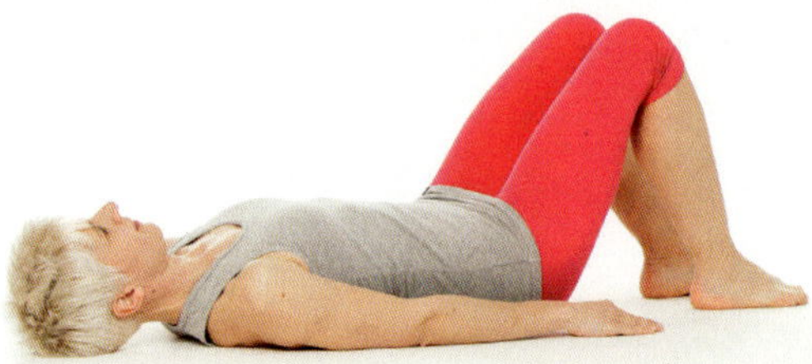

Ausgangsstellung: Rückenlage; Füße aufgestellt; Beine sind Hüftgelenkweit geöffnet; Arme lang neben dem Oberkörper ausgestreckt

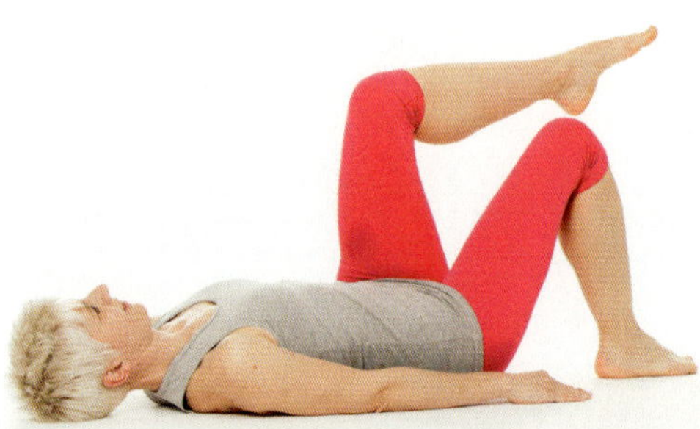

Ausführung: Mit der Ausatmung zieh deine Bauchdecke sanft nach innen und bring dein Bein Richtung Oberkörper.

Hier wieder einatmen und mit der nächsten Ausatmung bringst du dein Bein zurück in die Ausgangsposition. Wechselseitig wiederholen.

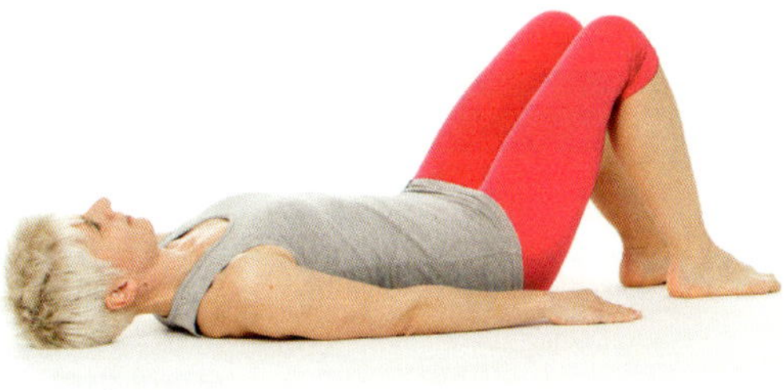

Zu beachten: Sowohl das Lösen als auch das Absenken deiner Beine ist fließend, Schultern und Nacken bleiben entspannt. Deine Bauchdecke soll während des kompletten Bewegungsablaufs flach bleiben und dein Becken ruhig.

SCAPULAR REACH

KRAFT	MOBILISATION	DEHNUNG

SCHULTER/NACKEN

Ziel: Mobilisation der Schultergelenke und Schulterblätter, Entspannung und Dehnung der Schulter- und Nackenmuskulatur

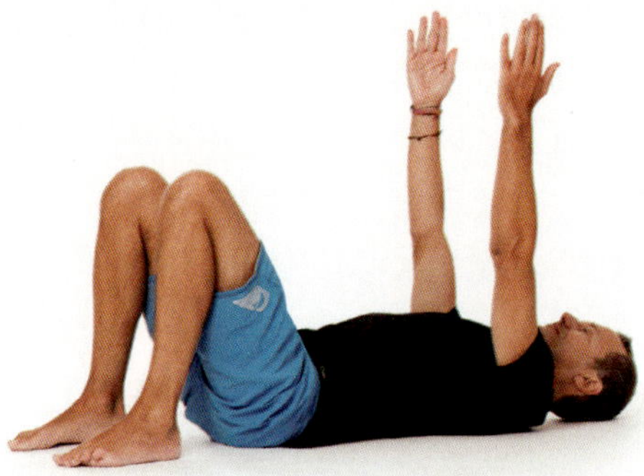

Ausgangsstellung: Rückenlage; Füße aufgestellt; Beine sind hüftgelenkweit geöffnet; Arme zur Decke ausgestreckt, Handinnenflächen zeigen zueinander

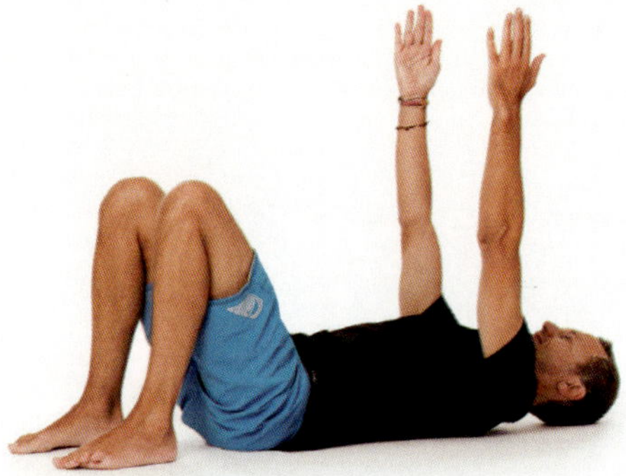

Ausführung: Mit der Einatmung zieh deine Arme zur Decke, deine Schulterblätter gleiten auseinander und lösen sich vom Boden. Dein Kopf bleibt liegen, deine Halswirbelsäule bleibt lang.

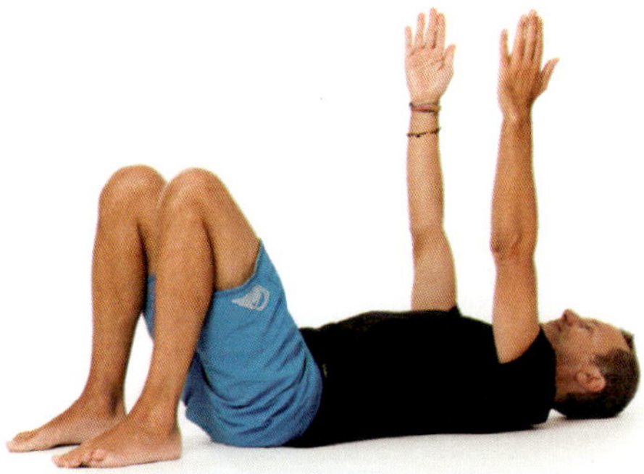

Mit der Ausatmung gleiten deine Schulterblätter wieder zurück auf den Boden.

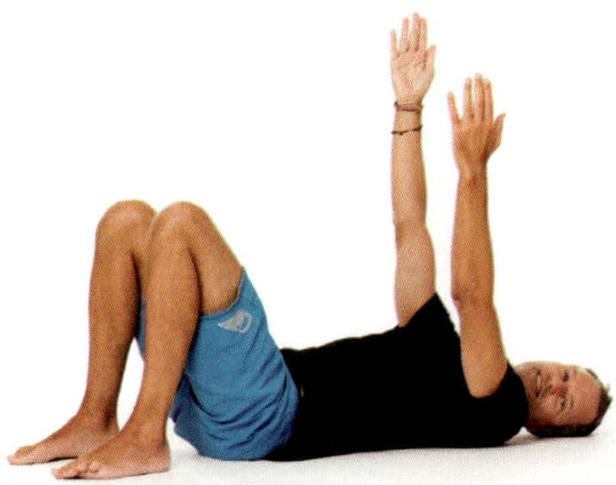

Variation: Nur jeweils einen Arm aus dem Schultergelenk zur Decke ziehen und den Kopf dabei in die Gegenrichtung drehen lassen.

Das Zurückgleiten der Arme ersetzen durch ein entspanntes „Nach-unten-fallen".

STERNUM DROP/CURL UP

KRAFT	MOBILISATION	DEHNUNG

BAUCH

Ziel: Aktivierung der Bauchmuskeln und Stabilisierung der neutralen Beckenposition, Mobilisation der Brustwirbelsäule

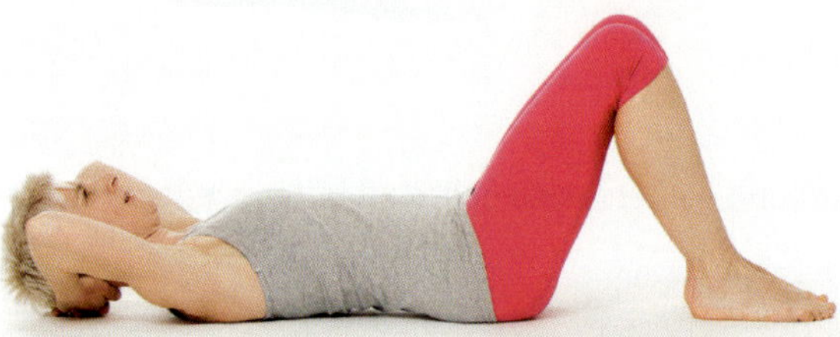

Ausgangsstellung: Rückenlage; Füße aufgestellt; Beine sind hüftgelenkweit geöffnet; Hände gefaltet am Hinterkopf; Ellbogen leicht vom Boden gelöst, sodass der Schultergürtel weit bleiben kann

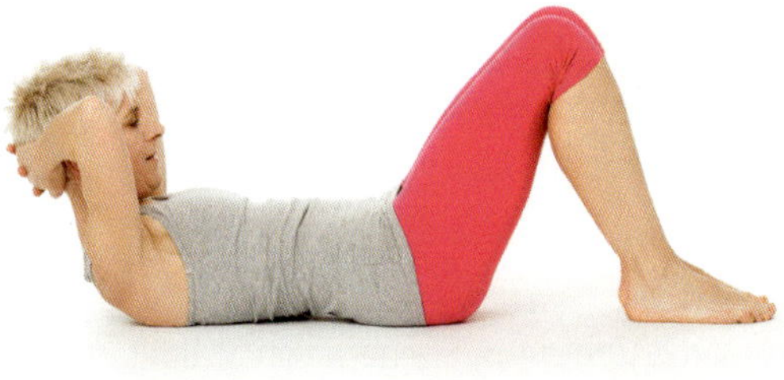

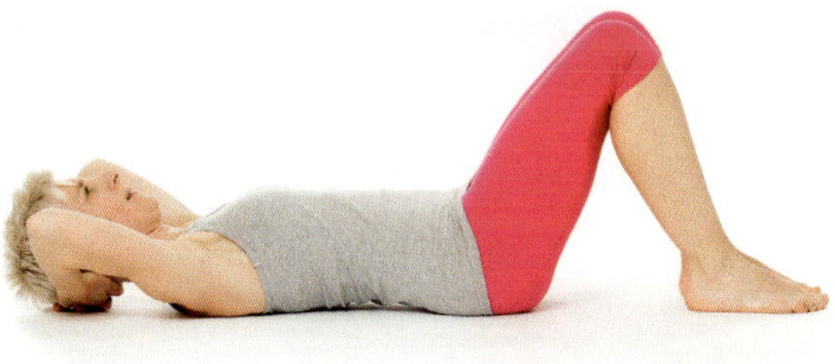

Ausführung: Mit der Ausatmung zieh deine Bauchdecke sanft nach innen, deine unteren Rippenbögen tauchen in den Körper ein. Du rollst Kopf und Schultern auf. Mit der nächsten Ausatmung gib aktiv nach und rolle zurück in die Ausgangsstellung.

Zu beachten: Dein Becken bleibt in seiner neutralen Position, dein Kopf liegt in deinen Händen (vermeide ein „Nach-oben-ziehen" durch die Hände).

THE HUNDRED I

KRAFT	MOBILISATION	DEHNUNG

BAUCH

Ziel: Aktivierung des Zentrums, Steigern von Stabilität und Bauchkraft, Warm-up

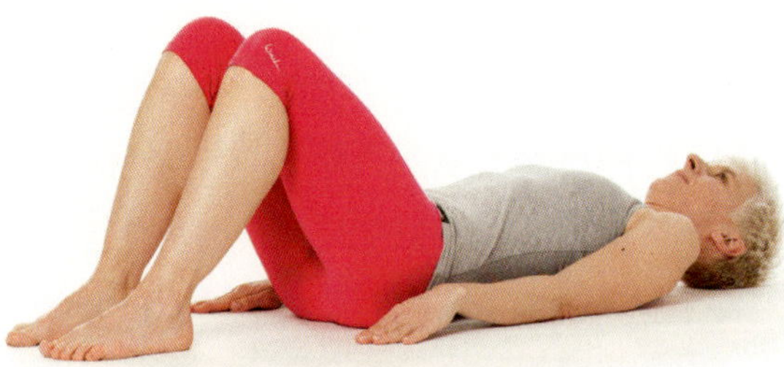

Ausgangsstellung: Rückenlage; Füße aufgestellt; Arme gestreckt neben dem Körper; Handflächen zeigen nach unten

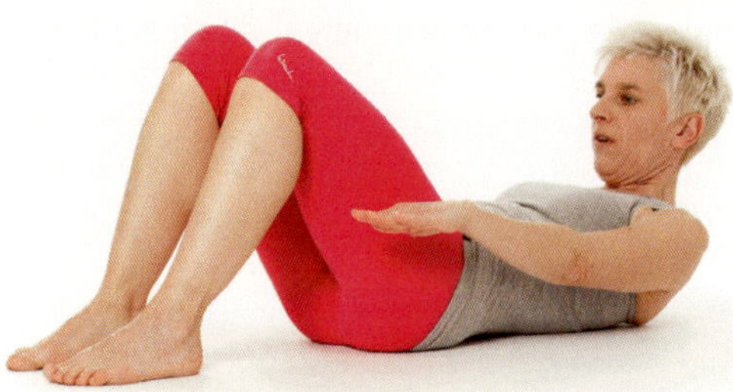

Ausführung: Zuerst rollst du Kopf und Schultern auf. Dann atme stoßweise 5 x durch die Nase ein und 5 x durch Mund oder Nase aus, dabei pumpe deine Arme kraftvoll auf und ab, pumpe bis zu 100 x, dann rolle Kopf, Arme und Beine wieder auf die Matte zurück.

Zu beachten: Halte die Zentrierung über den gesamten Bewegungsablauf. Dein Rücken bleibt die gesamte Zeit im gleichen Abstand zum Boden. Deine Arme pumpen kraftvoll. Halte deine Beine auf einer Höhe.

TIPP: Baue deine Atmung sukzessive auf: erst 2 x einatmen und 2 x ausatmen, dann 3 x, 4 x usw.

ONE LEG STRETCH

KRAFT	MOBILISATION	DEHNUNG

BAUCH

Ziel: Kräftigung der Bauchmuskeln, Stabilität des Rumpfs

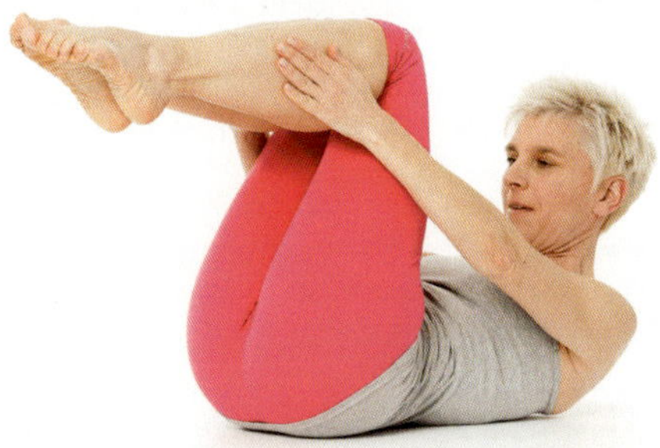

Ausgangsstellung: Rückenlage; Kopf und Schultergürtel aufgerollt (Sternum Drop); Beine 90°/90°, Hände an den Schienbeinen

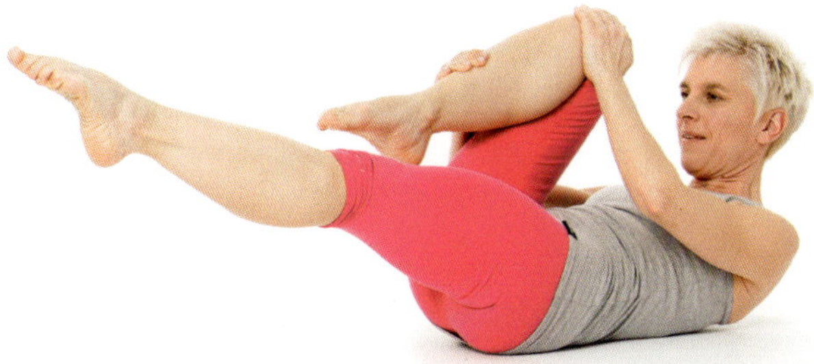

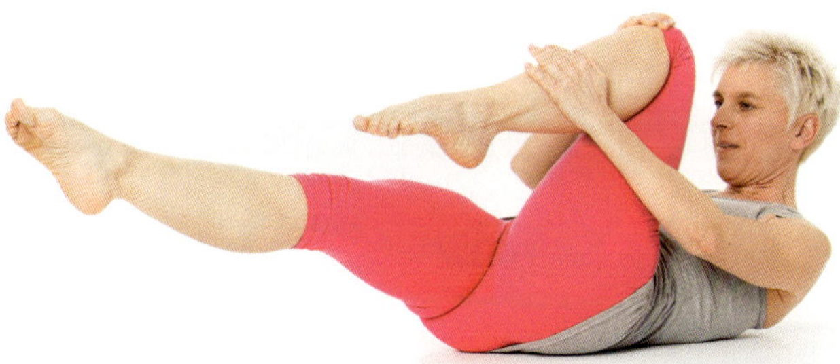

Ausführung: Jeweils mit der Ausatmung streckst du ein Bein nach vorne und hältst das gebeugte Knie mit den Händen.

Zu beachten: Dein Rumpf bleibt stabil, wenn deine Beine die Position wechseln.

BASIC BRIDGING

KRAFT	MOBILISATION	DEHNUNG

RÜCKEN

Ziel: Artikulation und Mobilisation der Wirbelsäule, Dehnung der Leiste/Oberschenkelvorderseite

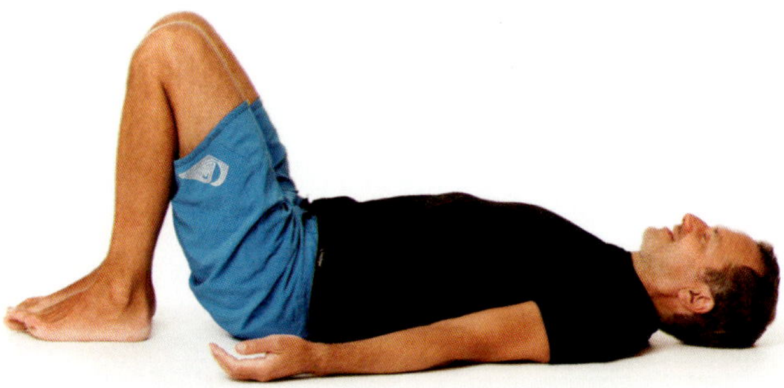

Ausgangsstellung: Rückenlage, Füße aufgestellt, Fersen unter den Kniegelenken, Beine sind hüftgelenkweit geöffnet, Arme lang neben dem Oberkörper ausgestreckt

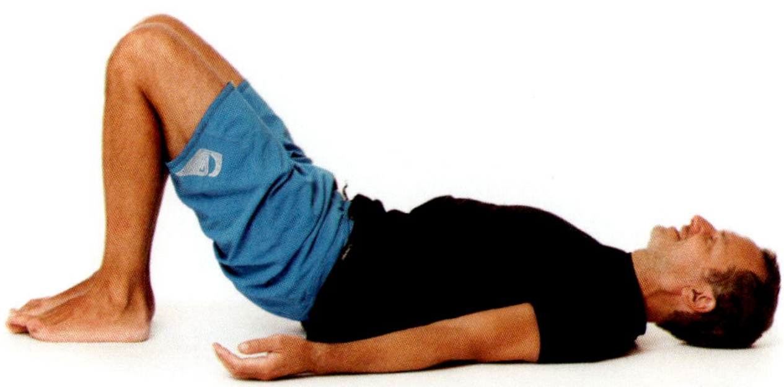

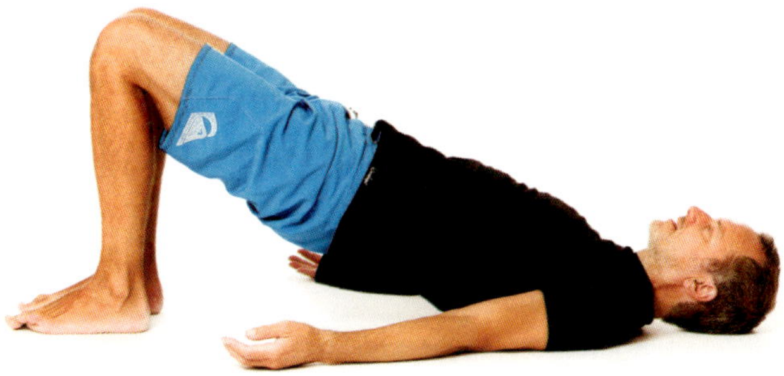

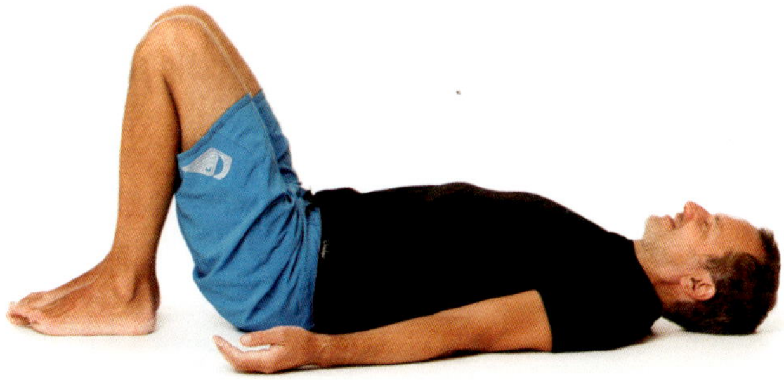

Ausführung: Rolle mit der Ausatmung deine Wirbelsäule vom Steißbein beginnend Wirbel für Wirbel hoch, deine Sitzbeinhöcker ziehen in Richtung Kniekehle. Das Gewicht ist jetzt auf dem Schultergürtel.
Atme hier wieder ein, um mit der nächsten Ausatmung vom Brustbein beginnend wieder segmental zurück bis in die neutrale Beckenposition zu rollen.

Zu beachten: Deine Beine bleiben parallel zueinander ausgerichtet (häufiger Fehler ist das Aufklappen der Knie). Während des Abrollens bleibt deine Halswirbelsäule lang, das Gewicht liegt auf deinem Schultergürtel (zwischen den Schulterblättern) und nicht auf deiner Halswirbelsäule. Die Rippen-Becken-Integration bleibt erhalten.

ROLL OVER PREPERATION

KRAFT	MOBILISATION	DEHNUNG

BAUCH

Ziel: Mobilisation der Wirbelsäule, Bauchkraft

Ausgangsstellung: Rückenlage mit aufgestellten Füßen, Arme sind gestreckt neben dem Körper

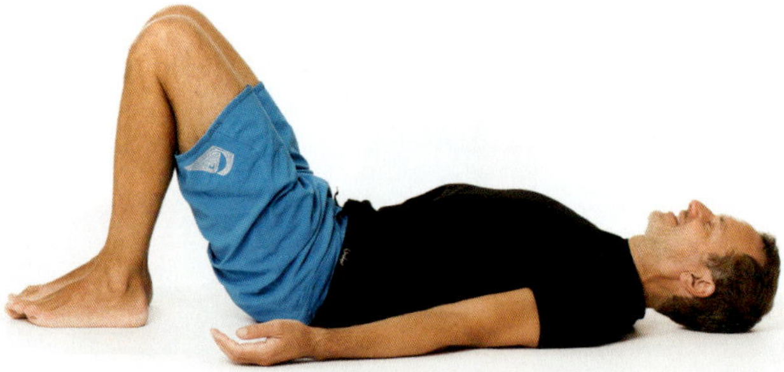

Ausführung: Mit der Ausatmung deine Knie nacheinander zum Körper bringen, bis sie über deinen Hüften sind. Deine Knie sind leicht gebeugt, deine Beine geschlossen.

Mit der folgenden Ausatmung rolle vom Becken her ein Stück vom Boden hoch. Mit der Einatmung rolle wieder zurück.

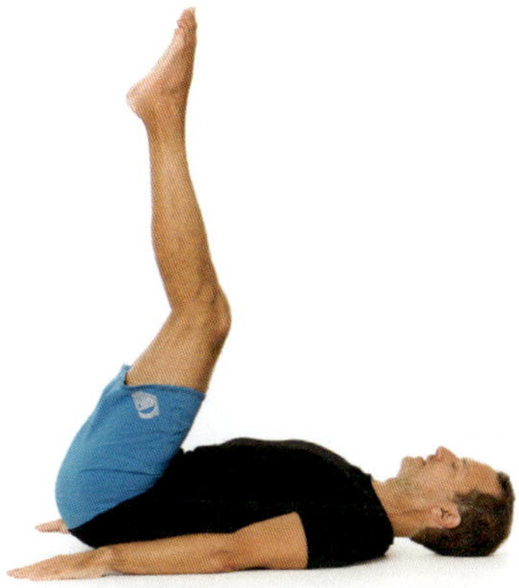

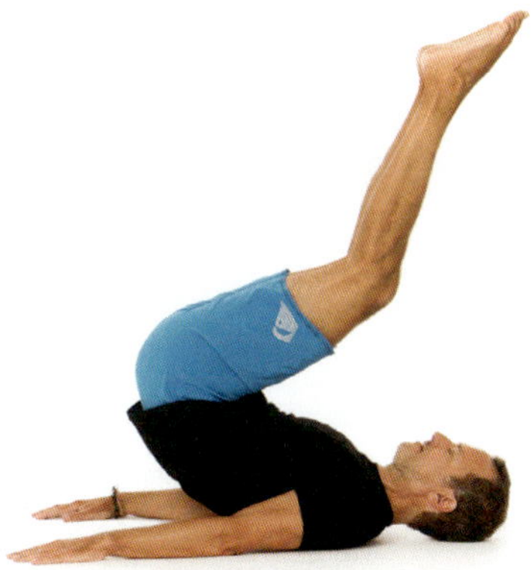

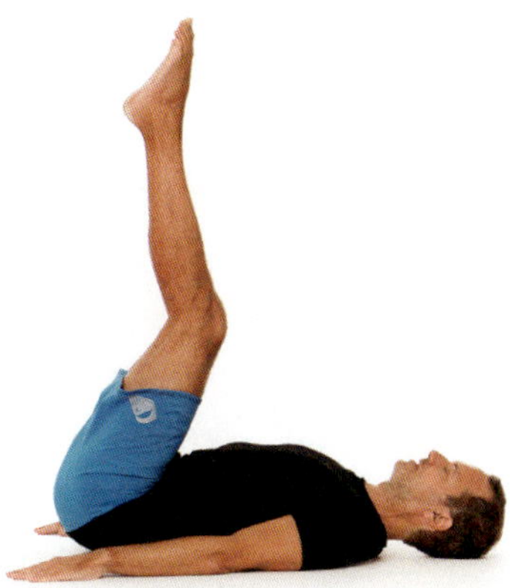

Zu beachten: Nicht den Schwung aus den Beinen nutzen. Rolle nur bis zu den Schulterblättern, niemals auf den Nacken.

ARM CIRCLE

KRAFT	**MOBILISATION**	DEHNUNG

SCHULTER/NACKEN

Ziel: Mobilisation der Schultergelenke

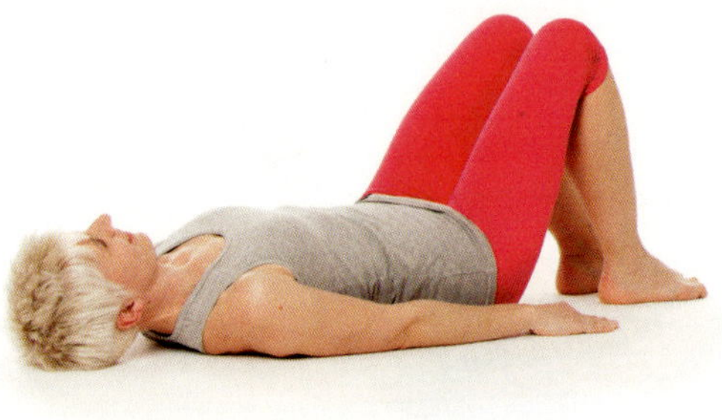

Ausgangsstellung: Rückenlage mit aufgestellten Füßen, Arme liegen gestreckt parallel zum Körper

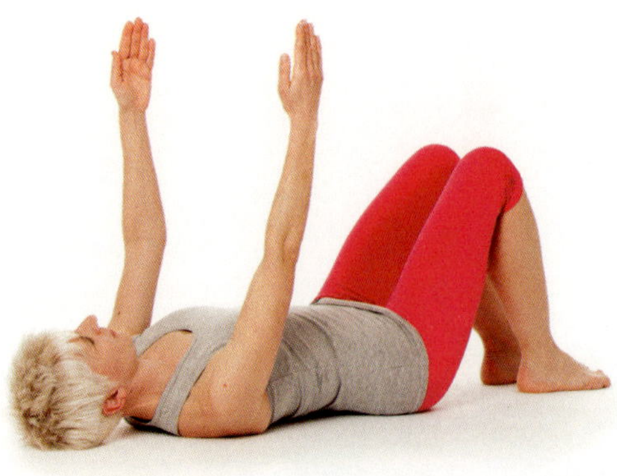

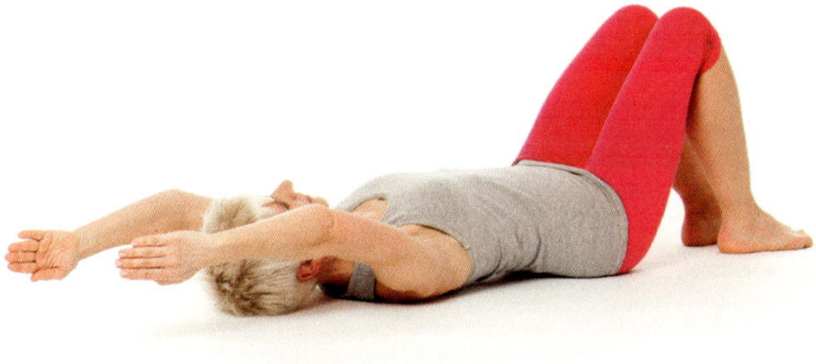

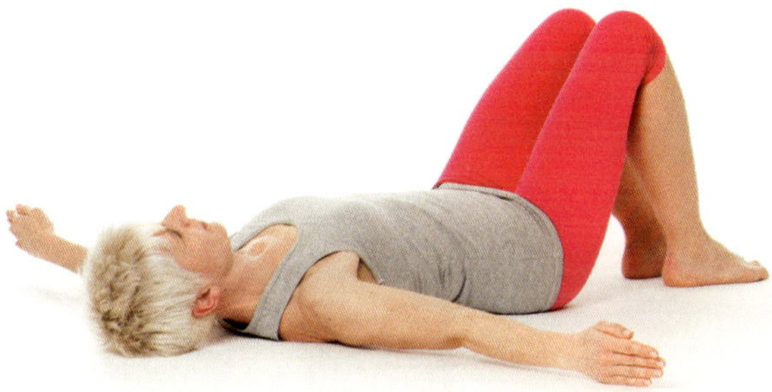

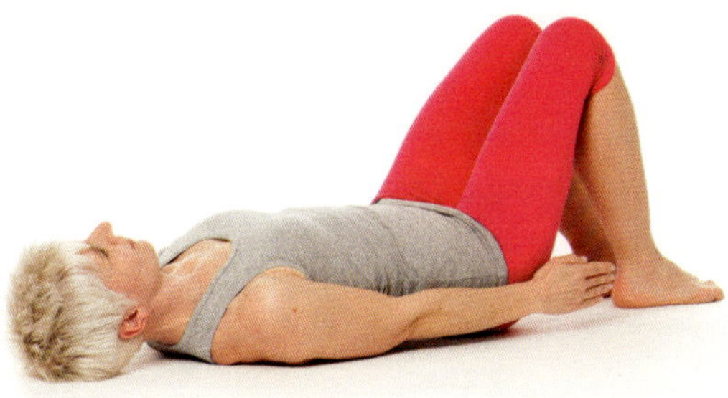

Ausführung: Mit der Ausatmung gehen deine Arme im Bogen kopfwärts. Von da gehen sie mit der Einatmung über die Seite in die Ausgangsstellung.

TIPP: Mit Blick zur Decke sind deine Fingerspitzen immer zu sehen. So verhinderst du, dass der Armkreis zu groß wird bzw. dass eine Ausweichbewegung in deinem Brustkorb passiert.

SPINE STRETCH

KRAFT	MOBILISATION	DEHNUNG

RÜCKEN

Ziel: Mobilisation und Artikulation der Wirbelsäule, Dehnung der Wirbelsäule und Beinrückseiten

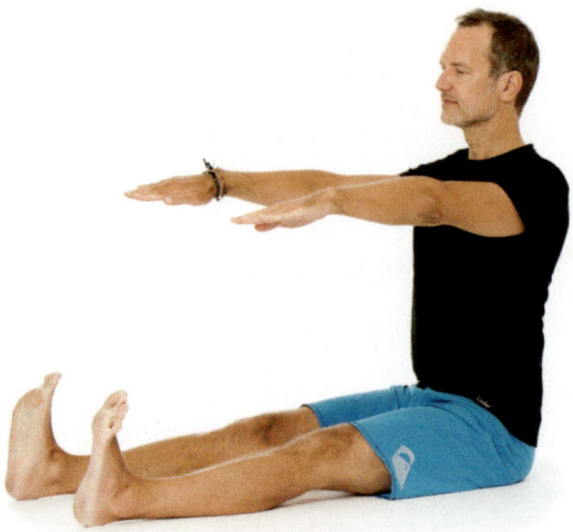

Ausgangsstellung: Sitz mit gestreckten Beinen, Beine sind etwas über schulterweit geöffnet; Arme auf Schulterhöhe parallel nach vorne gestreckt

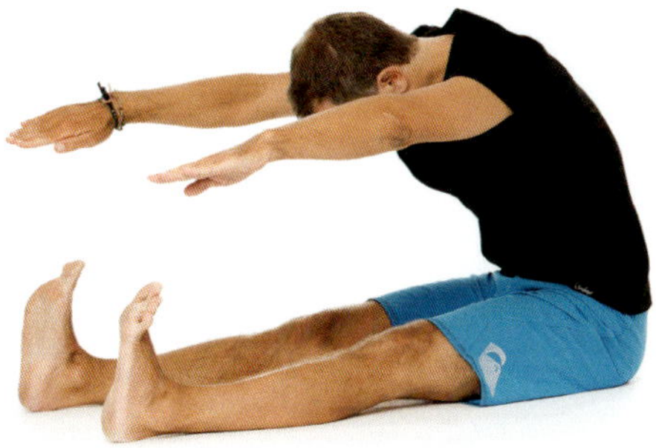

Ausführung: Mit der Ausatmung rolle dich vom Kopf her Wirbel für Wirbel nach vorne. Deine Arme bleiben parallel zum Boden und dein Kopf bleibt oberhalb der Arme. Einatmend rolle wieder in den aufrechten Sitz zurück.

TIPP: Sitze wie an einer Wand oder tatsächlich an einer Wand und rolle an dieser Wand auf und ab. Beuge deine Beine oder benutze eine Sitzerhöhung, wenn erforderlich. Schaue in die Richtung, in die du dich bewegst.

SIDE BEND I

KRAFT	MOBILISATION	DEHNUNG

RÜCKEN

Ziel: Mobilisation und Dehnung der Wirbelsäule in der Sagittalebene

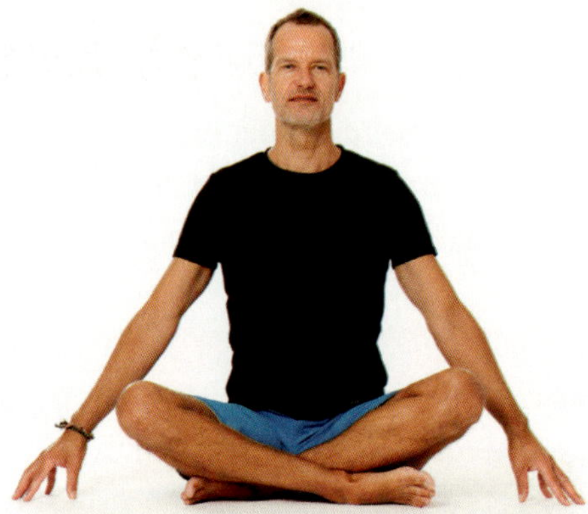

Ausgangsstellung: Schneidersitz, Arme lang neben dem Körper

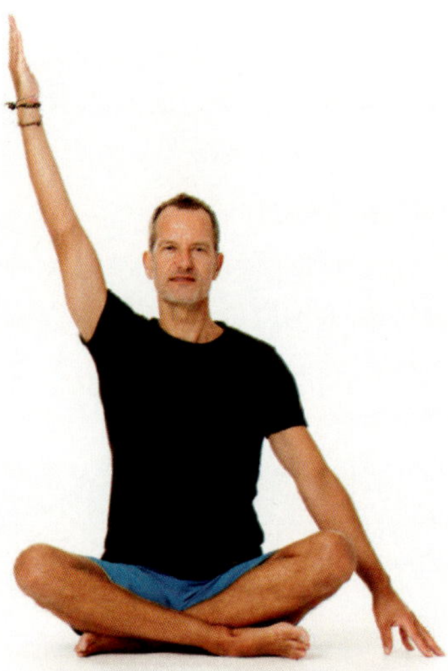

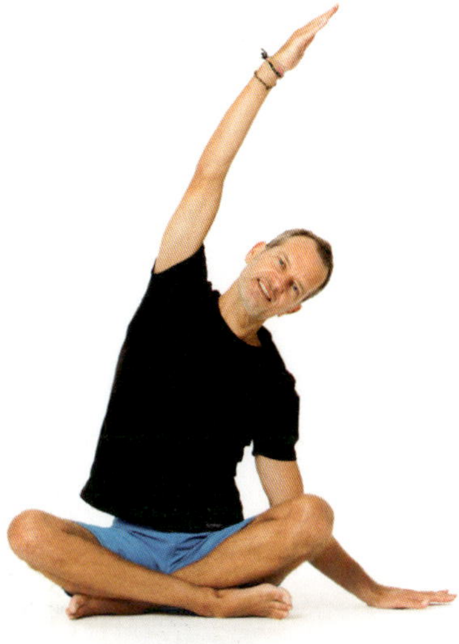

Ausführung: Mit der Einatmung richtest du deine Wirbelsäule auf, um mit der Ausatmung deinen rechten Arm erst seitwärts, dann über die Decke in einem Bogen zur Gegenseite zu ziehen. Deine Wirbelsäule beugt sich in einem großen Bogen seitwärts, dein linker Arm ist gebeugt, deine linke Hand leicht stützend am Boden.

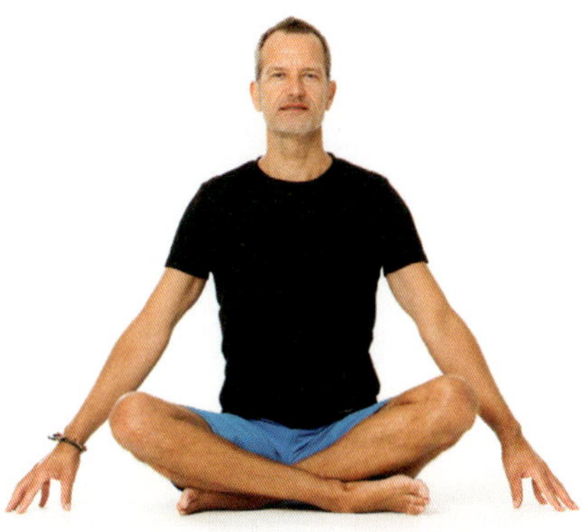

Mit der Einatmung komme wieder zurück in die Ausgangsstellung.

Zu beachten: Dein Hals bleibt lang, deine Schulterblätter halten die Anbindung an deine hinteren Rippenbögen. Deine beiden Sitzbeinhöcker halten den Bodenkontakt, die Bewegung bleibt auf der Sagittalebene.

SPINE TWIST

KRAFT	MOBILISATION	DEHNUNG

RÜCKEN

Ziel: Rotation und Mobilisation der Wirbelsäule, Dehnung der Brustwirbelsäule

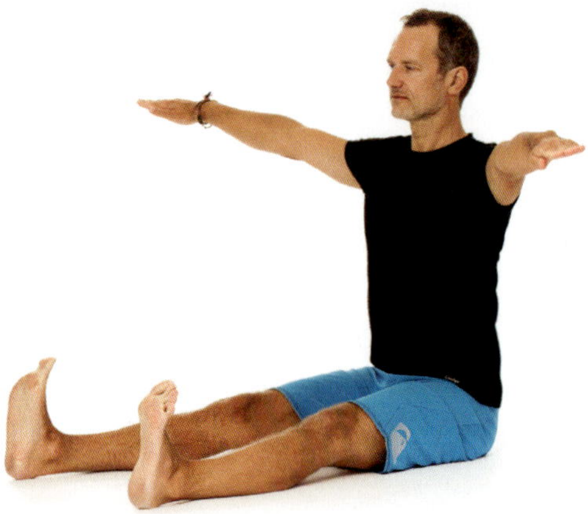

Ausgangsstellung: neutraler Sitz mit gestreckten Beinen, Beine maximal schulterweit geöffnet, Arme sind auf Schulterhöhe zu den Seiten gestreckt, Handflächen zeigen zum Boden

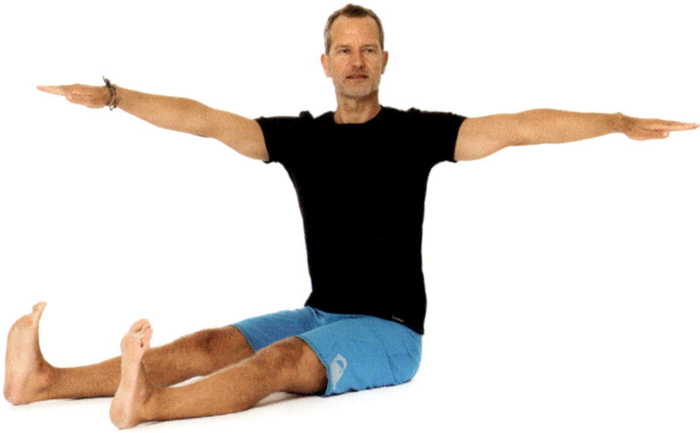

Ausführung: Mit der Einatmung verlängere dich und drehe dann ausatmend nach links; mit der Einatmung komme in die Ausgangsstellung zurück.

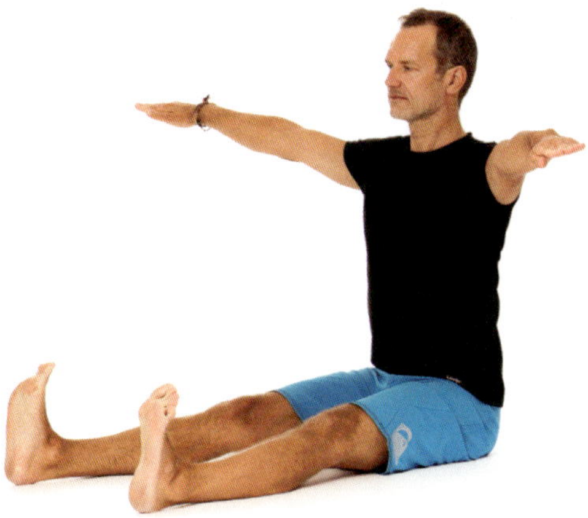

HALF ROLL BACK

KRAFT	MOBILISATION	DEHNUNG

RÜCKEN

Ziel: Mobilisation und Dehnung der Lendenwirbelsäule

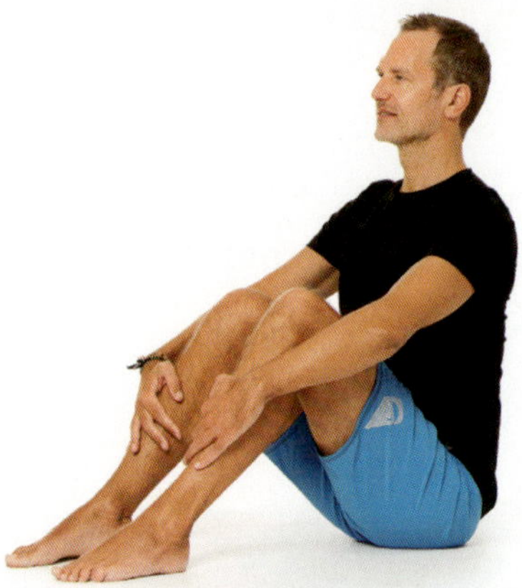

Ausgangsstellung: neutrale Sitzposition, Füße aufgestellt und hüftgelenkweit geöffnet, Hände fassen um die Schienbeine

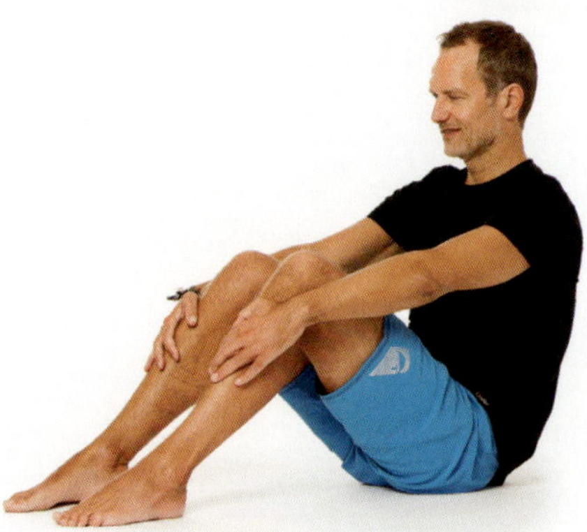

Ausführung: Mit der Einatmung richte deine Wirbelsäule auf und schieb deinen Scheitel zur Decke. Mit der Ausatmung ziehe deine Bauchdecke flächig nach innen, kippe dein Becken nach hinten, bis die Wirbelsäule in einer C-Form ist. Dein Blick geht leicht nach vorne unten und deine Arme strecken sich.

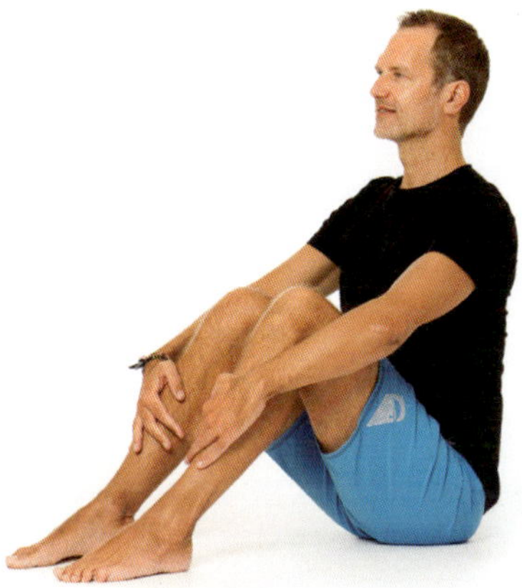

Mit der Einatmung richte dich vom Kopf beginnend wieder in die Ausgangsstellung auf.

Zu beachten: Deine Wirbelsäule bleibt während des ganzen Bewegungsablaufs in ihrer Länge erhalten, die C-Form ist gleichmäßig und dein Schultergürtel bleibt weit.

DART

KRAFT	MOBILISATION	DEHNUNG

RÜCKEN

Ziel: Streckung (Extension) der Brustwirbelsäule, Kräftigung der Rückenstrecker, Zentrierung in Bauchlage

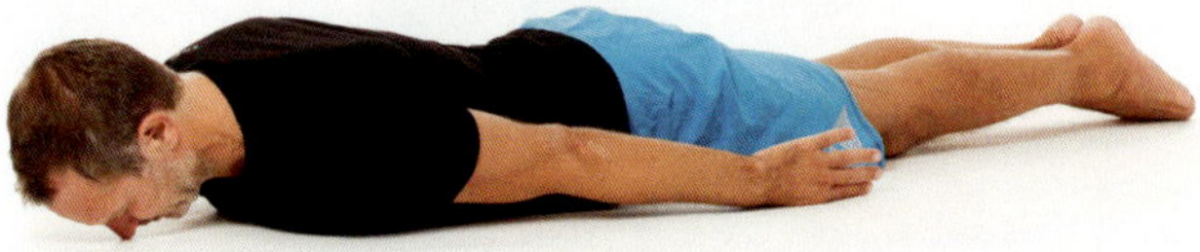

Ausgangsstellung: Bauchlage, Arme seitlich am Körper, Daumen zeigen nach unten, Steißbein ist leicht eingerollt, Schambein sinkt in den Boden

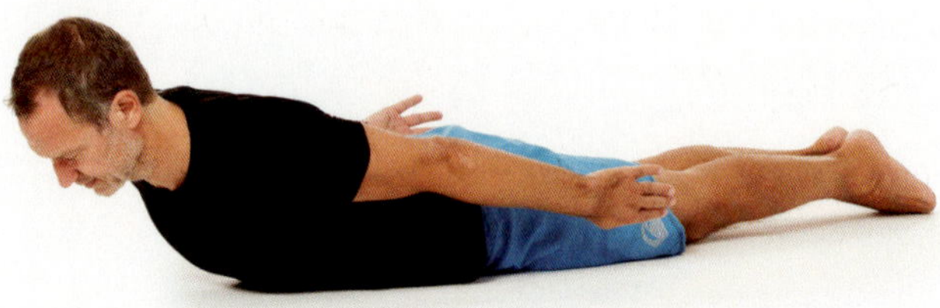

Ausführung: Mit der Ausatmung zieh deine Hände fußwärts, deine Brustwirbelsäule streckt sich in die Länge, dein Oberkörper löst sich leicht vom Boden. Dein Blick geht über den Boden wenige Zentimeter nach vorne, je nach Streckung in der Brustwirbelsäule.

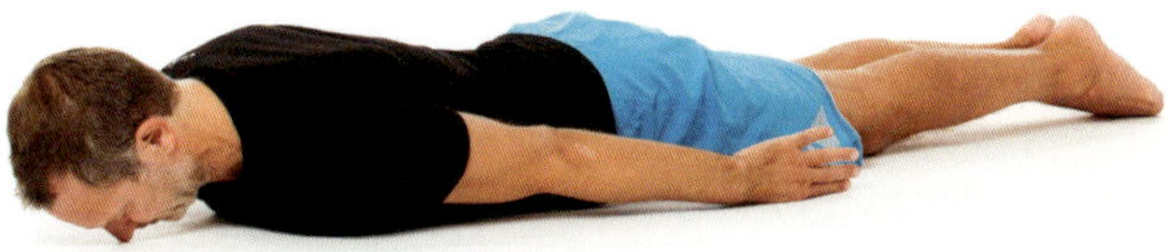

Mit der Einatmung deinen Oberkörper wieder ablegen, die Länge in der Wirbelsäule beibehalten.

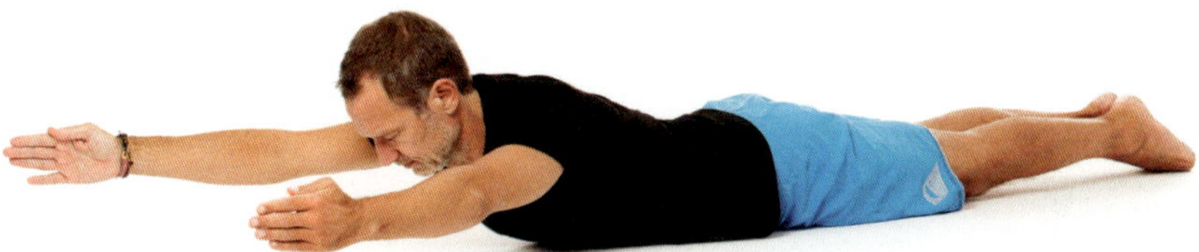

Variation: Während der Streckung der Brustwirbelsäule werden die Arme nach vorne bzw. oben geführt.

Zu beachten: Hals- und Lendenwirbelsäule bleiben in ihrer Länge erhalten (keine Hyperlordose), deine Hüftgelenke sind gestreckt.

HIP STRETCH

KRAFT	MOBILISATION	DEHNUNG

BEINE, PO

Ziel: Dehnung der Leiste/Obeschenkelvorderseite

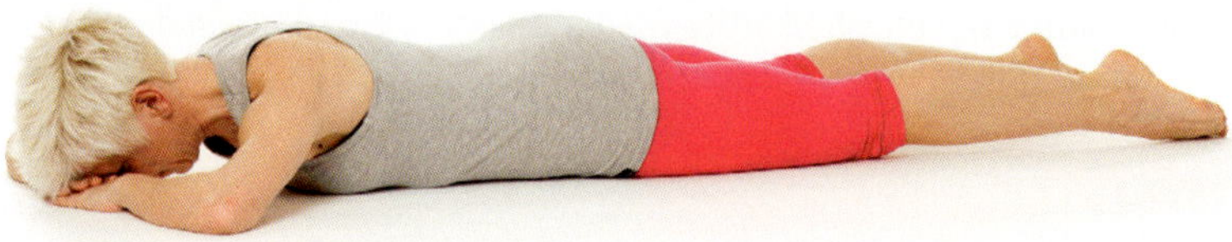

Ausgangsstellung: Bauchlage, Stirn liegt auf Handrücken

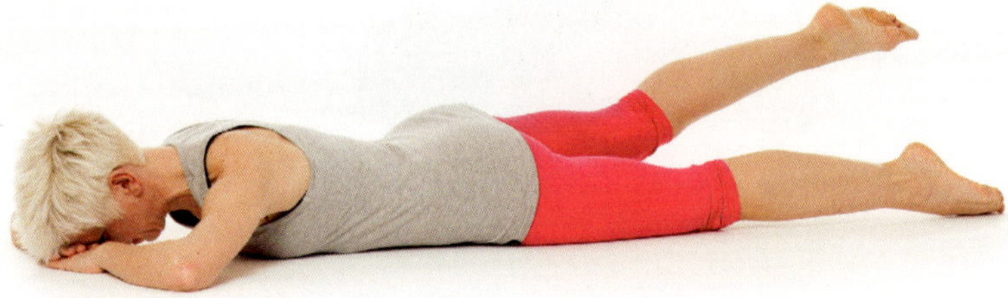

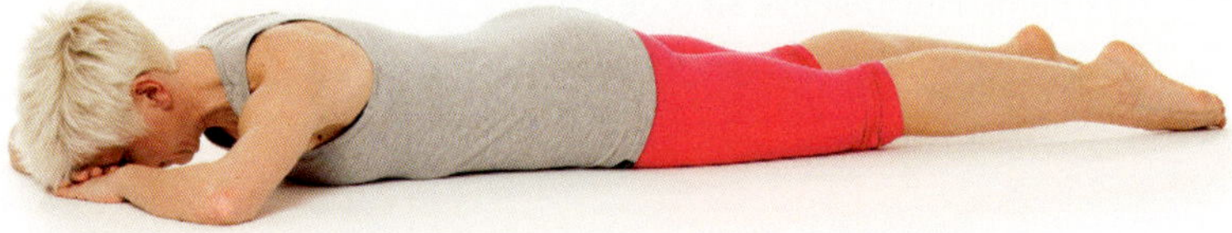

Ausführung: Mit der Ausatmung ziehe dein rechtes Bein ‚aus der Hüfte heraus' und löse es leicht vom Boden. Mit der Einatmung senke es wieder ab.

WICHTIG: Halte die Zentrierung bei.

COBRA

KRAFT	MOBILISATION	DEHNUNG

RÜCKEN

Ziel: Dehnung und Mobilisation der Brustwirbelsäule

Cobra I

Ausgangsstellung: Bauchlage, Unterarme wie eine Sphinx aufgesetzt

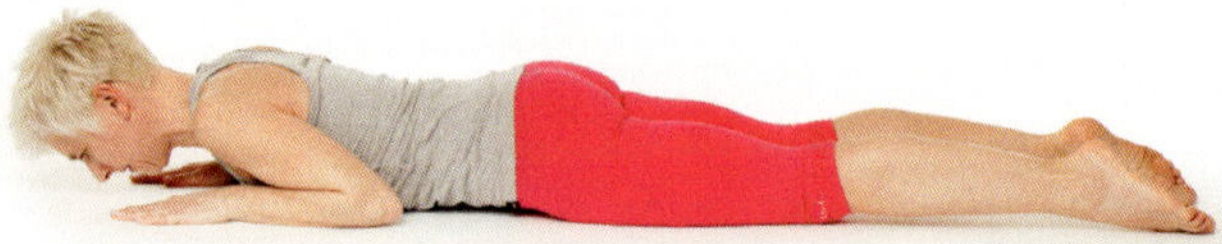

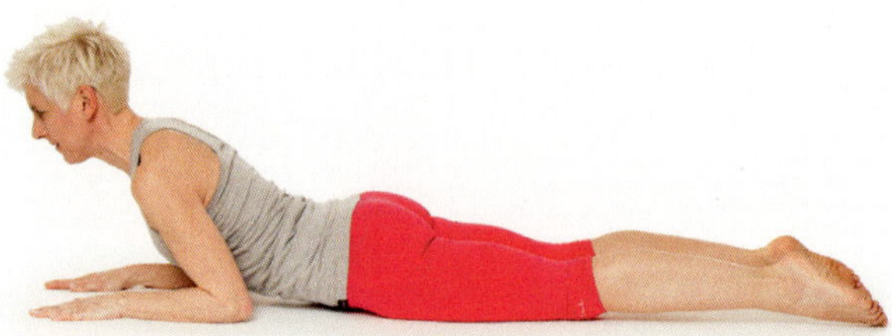

Ausführung: Mit der Ausatmung strecke die Brustwirbelsäule und schieb das Brustbein nach vorne. Die Bewegung wird durch den Schub der Unterarme in den Boden noch vergrößert.

Cobra II

Ausgangsstellung: Bauchlage, Hände unter den Schulterdächern aufgestützt

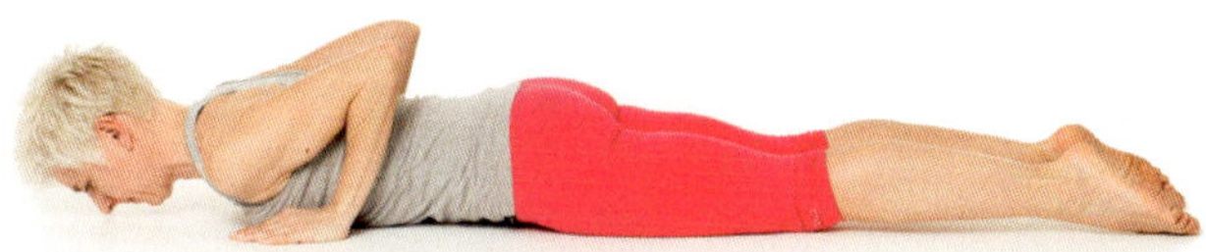

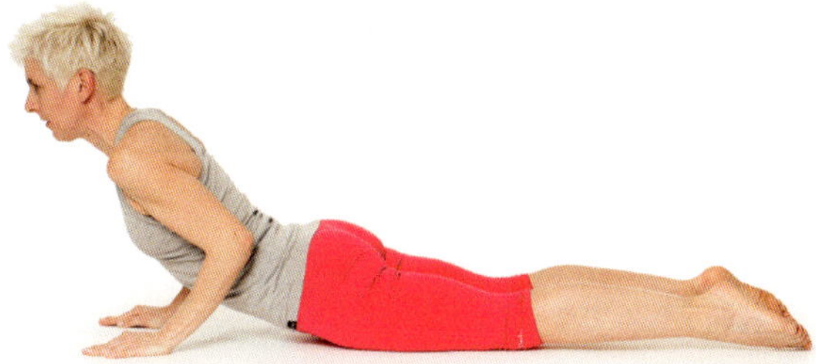

Ausführung: Mit der Ausatmung schiebe deine Hände in den Boden und strecke deine Wirbelsäule in die Länge.

> **WICHTIG:** Halte die Zentrierung bei und somit die Lendenwirbelsäule stabil.

SIDE KICK PREPARATION

KRAFT	MOBILISATION	DEHNUNG

BEINE, PO

Ziel: segmentales Bewegen und Mobilisation der Hüftgelenke

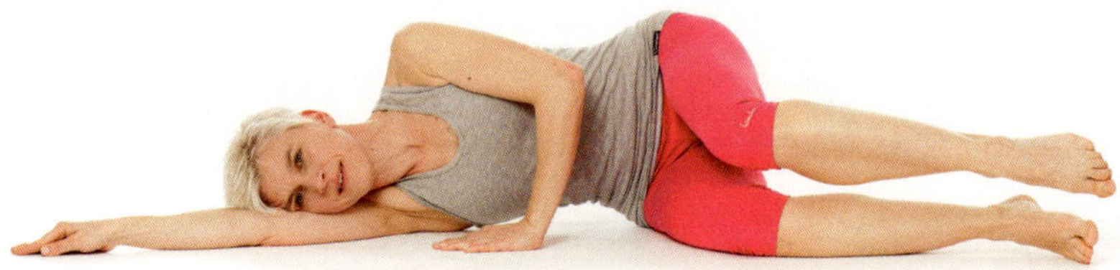

Ausgangsstellung: Seitlage, unterer Arm gestreckt, Hand des oberen Arms liegt vor dem Brustbein am Boden und stabilisiert die Seitlage, Beine und Hüfte 90° gebeugt; Hinterkopf, Brustwirbelsäule und Kreuzbein liegen am hinteren Mattenrand bzw. an einer gedachten hinteren Linie, oberes Bein ist hüftgelenkweit angehoben

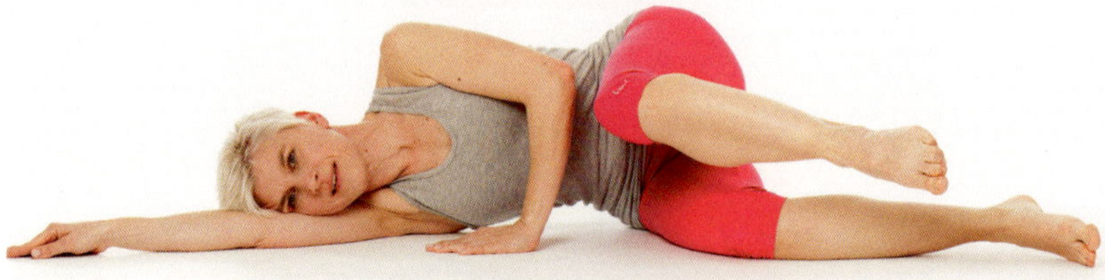

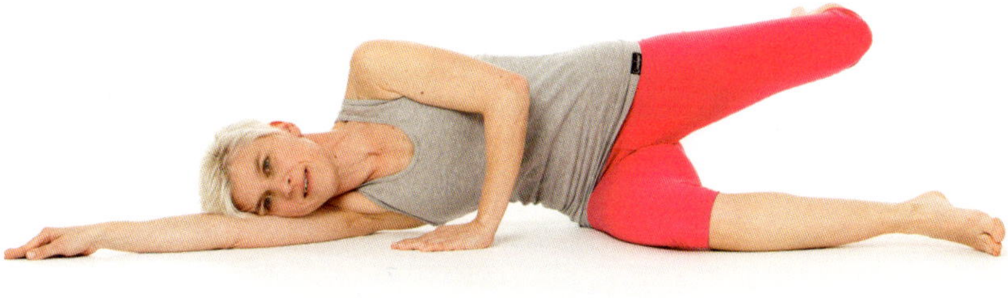

Ausführung: Mit der Einatmung beug deine Hüfte und bring dein Knie nach vorne, mit der Ausatmung streckst du deine Hüfte und führst dein oberes Bein nach hinten.

WICHTIG: Dein Becken bleibt stabil. Stell dir vor, du hast ein Luftpolster unter der Taille.

CAT STRETCH

KRAFT	MOBILISATION	DEHNUNG

RÜCKEN

Ziel: Mobilisation und Dehnung der Wirbelsäule

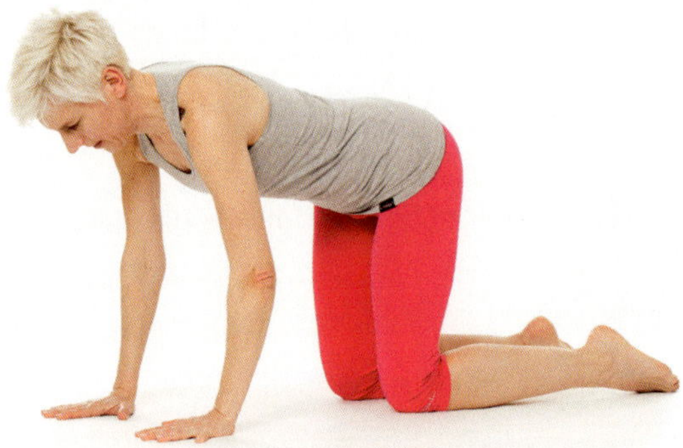

Ausgangsstellung: Vierfüßlerstand, Schultergelenke über den Handgelenken und Hüftgelenke über den Kniegelenken angeordnet, Wirbelsäule ist in ihrer natürlichen Ausrichtung

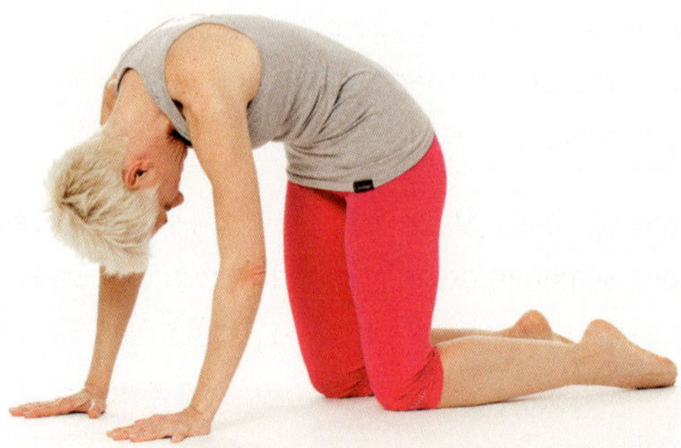

Ausführung: Mit der Ausatmung schiebst du deine Hände in den Boden, dein Steißbein zieht bodenwärts und deine Wirbelsäule rundet sich.

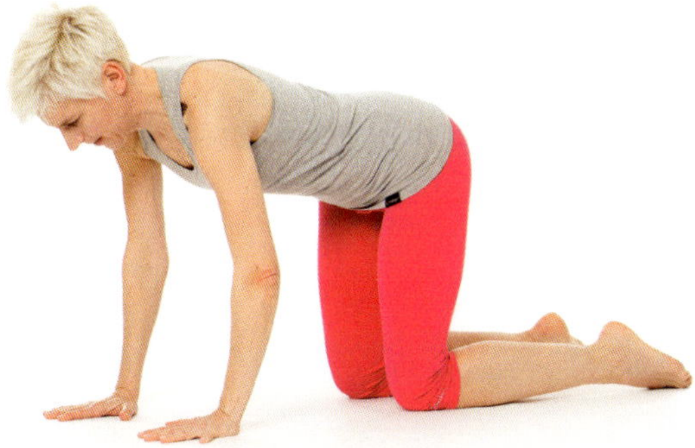

Mit der Einatmung deine Wirbelsäule wieder in ihre neutrale Position zurückbringen.

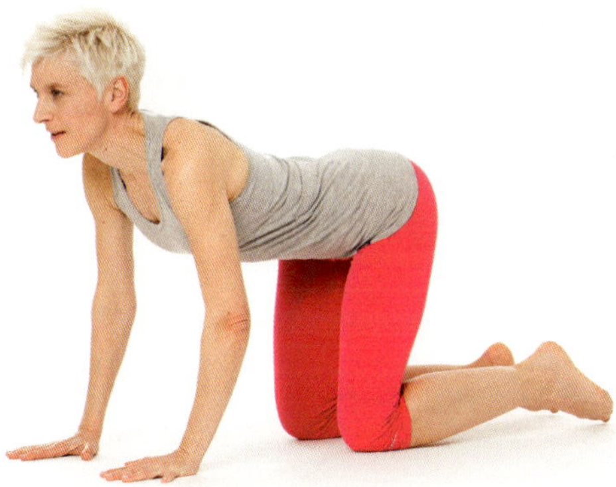

Variation: Deine Wirbelsäule statt der Beugung (Flexion) in die Streckung (Extension) bringen, wobei deine Hände und Knie zueinander ziehen und Scheitel und Steißbein sich weitestmöglich voneinander entfernen.

Zu beachten: Für eine optimale Stütz- bzw. Ausgangsposition zeigen deine Ellbogenbeugen zueinander, schieben deine Handflächen in den Boden und dein Schultergürtel ist in die Weite aufgespannt. Die Beugung deiner Wirbelsäule ist gleichmäßig, das Alignment im Schultergürtel bleibt auch in der Flexion erhalten.

Hinweis: Schmerzende Handgelenke bei Stützübungen haben meist mit fehlender Schultergürtelorganisation und mangelndem Alignment im Schultergürtel zu tun. Arbeite hier mit kurzen Übungszeiten und wenigen Wiederholungen, füge Zwischenübungen ein, bei denen die Handgelenke entlastet sind.

THREAD A NEEDLE

KRAFT	MOBILISATION	DEHNUNG

RÜCKEN

Ziel: Mobilisation und Dehnung der Wirbelsäule

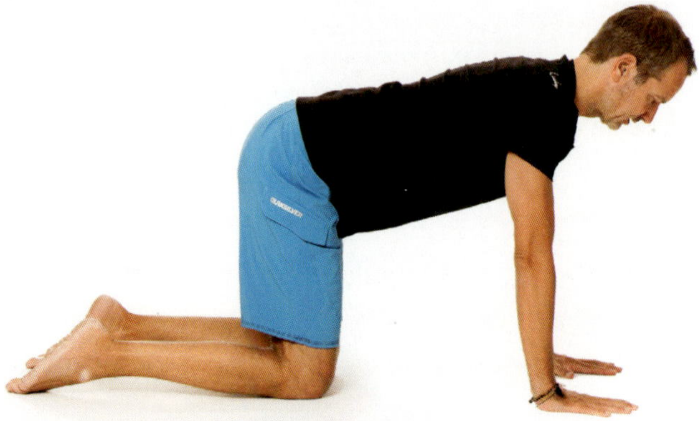

Ausgangsstellung: neutraler Vierfüßlerstand

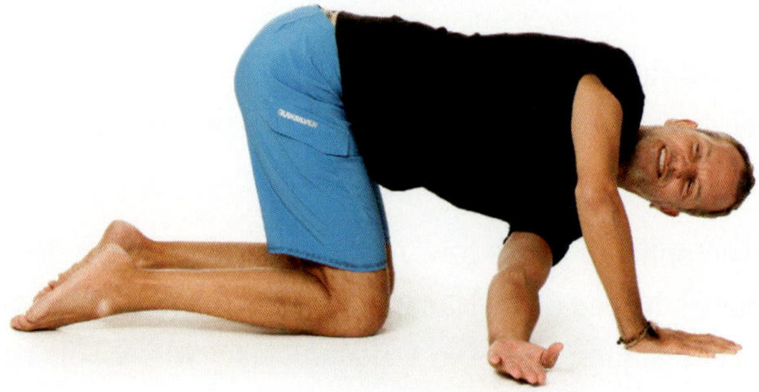

Ausführung: Schiebe ausatmend deine linke Hand mit zur Decke gerichteten Handfläche unter deinem rechten Arm hindurch. Beuge dabei deinen rechten Ellbogen für eine reine Rotation. Mit der Einatmung komme in die Ausgangsstellung zurück. Seite wechseln.

STRETCHING DOG

KRAFT	MOBILISATION	DEHNUNG

RÜCKEN

Ziel: Stützkraft

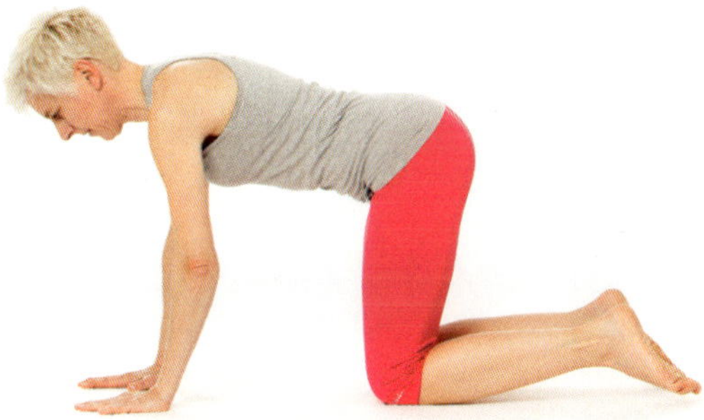

Ausgangsstellung: Vierfüßlerstand

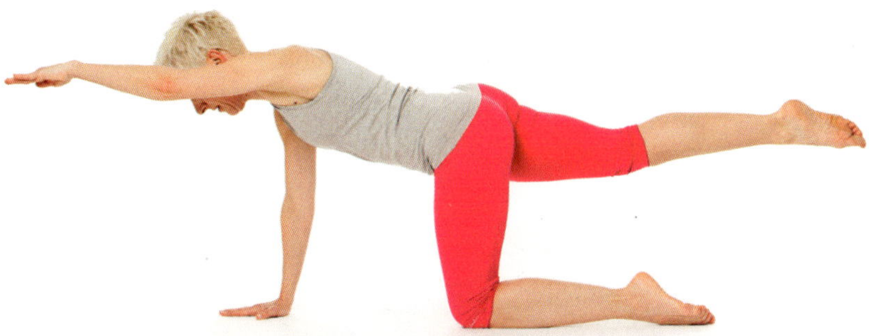

Ausführung: Mit der Ausatmung verlagere das Gewicht auf deine rechte Hand und dein linkes Bein und lasse deinen linken Arm und dein rechtes Bein erst über den Boden gleiten, bevor beide sich der Länge nach vom Boden lösen.

> **WICHTIG:** Deine Gewichtsverlagerung geht jeder Arm- oder Beinbewegung voraus.

SIDE PLANK

KRAFT	MOBILISATION	DEHNUNG

RÜCKEN, BAUCH

Ziel: Kräftigung der seitlichen Bauchmuskeln, Verbesserung der Stützkraft

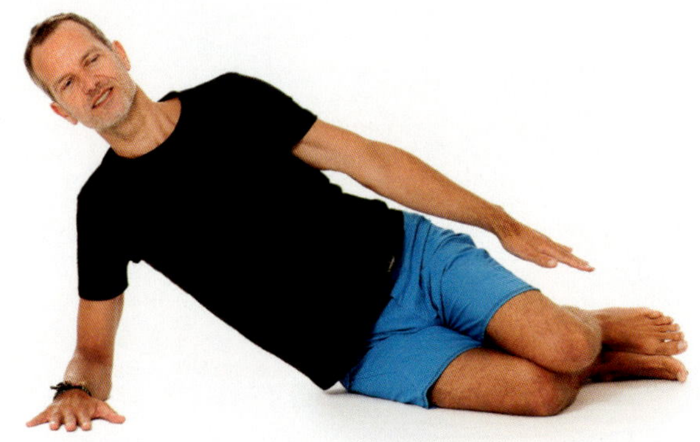

Ausgangsstellung: auf rechter Beckenhälfte seitlich mit gebeugten Beinen sitzen, rechter Unterarm stützt neben dem Körper auf dem Boden, Ellbogen und Schulter befinden sich übereinander

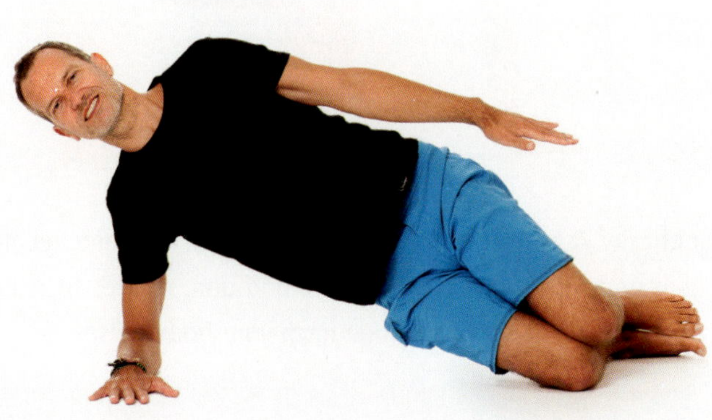

Ausführung: Atme ein und presse deinen Unterarm kraftvoll in die Matte. Schaffe so eine lange Linie vom Becken bis in die Achselhöhle. Mit der Ausatmung hebe

dein Becken vom Boden ab. Halte die Position für 1–2 Atemzüge, dann senke dein Becken einatmend zurück zur Matte. Atme weiter und komme in die Ausgangsstellung zurück. 1–3 x wiederholen, dann auf die andere Seite wechseln.

Zu beachten: Halte dein Becken in der Frontalebene neutral. Halte den Druck deines Unterarms in die Matte, um deine Schulter zu schützen und zu stabilisieren.

4

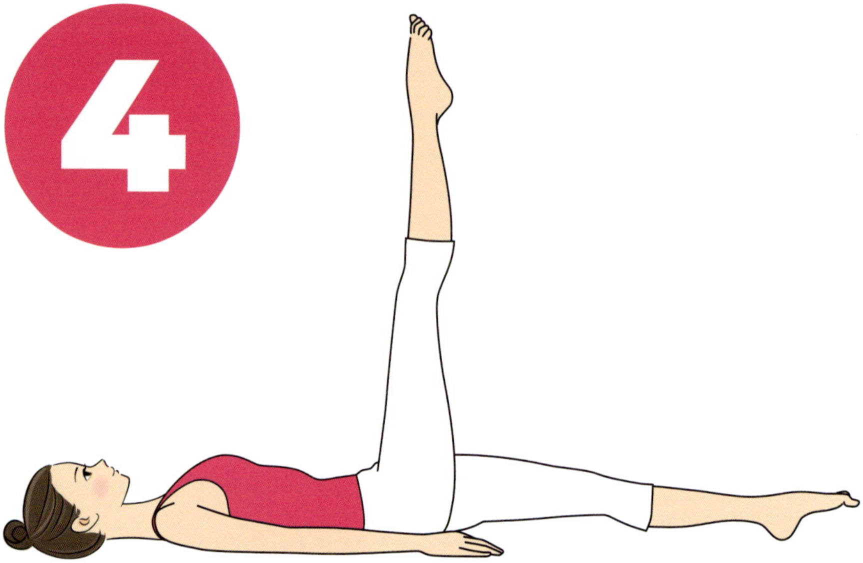

DIE BESTEN ÜBUNGEN FÜR FORTGESCHRITTENE

DIE BESTEN ÜBUNGEN FÜR FORTGESCHRITTENE

Der Anfang ist gemacht und du hast die grundlegenden Pilates-Übungen kennengelernt. Weiter geht es mit den anspruchsvolleren Ausführungen. Manche wirst du wiedererkennen, da du sie in ihren Grundzügen bereits kennengelernt hast. In diesem Kapitel folgt die schwierigere Variante oder die Fortführung der Übungen aus dem Anfänger-Kapitel. Auch hier gilt: Trainiere konzentriert und kontrolliert und nutze die Hinweise und Tipps am Ende der Übungen, um deine Ausführung mehr und mehr zu verfeinern.

LOW ABS II

KRAFT	MOBILISATION	DEHNUNG

BAUCH

Ziel: Aktivierung der Bauchmuskeln, Stabilisierung der neutralen Beckenposition

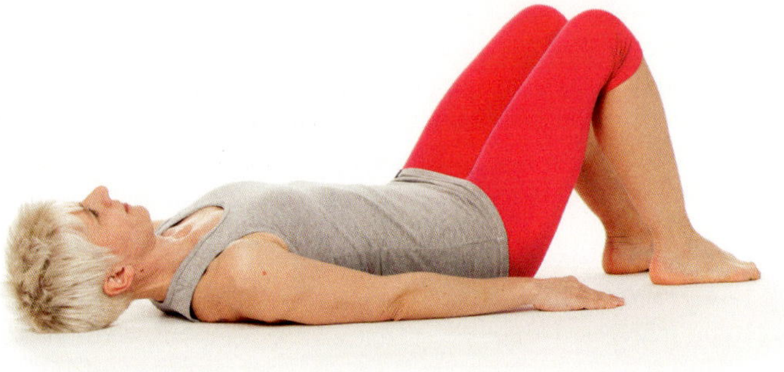

Ausgangsstellung: Rückenlage, Füße aufgestellt, Beine sind Hüftgelenkweit geöffnet, Arme lang neben dem Oberkörper ausgestreckt

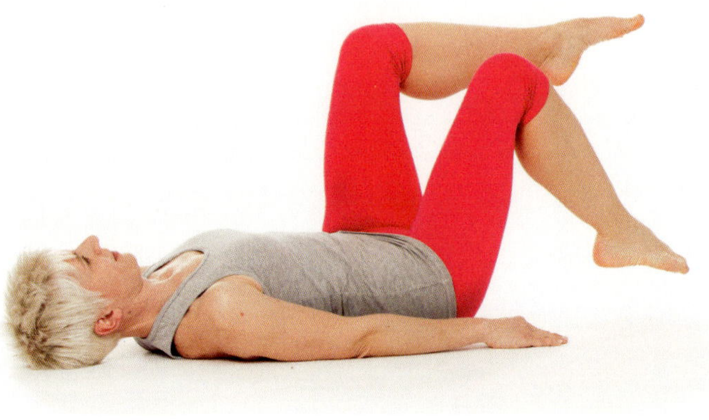

Ausführung: Die Beine mit der Ausatmung nacheinander zum Körper bringen, bis beide Unterschenkel parallel zum Boden ausgerichtet sind (Table Top Position). Mit der nächsten Ausatmung die Beine nacheinander wieder absenken.

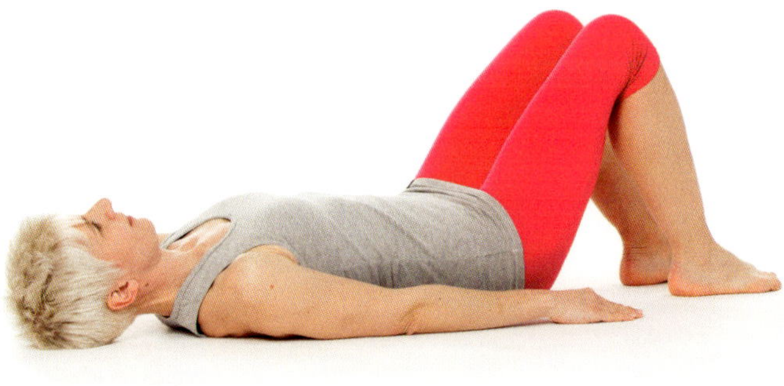

Variation: Aus der Table Top Position mit der Ausatmung jeweils mit einer Fußspitze kurz auf den Boden tippen. Mit der Einatmung zurück in die Table Top Position. Wechseln.

Zu beachten: Sowohl das Lösen als auch das Absenken deiner Beine ist fließend, Schultern und Nacken bleiben entspannt. Deine Bauchdecke soll während des kompletten Bewegungsablaufs flach bleiben und dein Becken ruhig.

THE HUNDRED II

KRAFT	MOBILISATION	DEHNUNG

BAUCH

Ziel: Aktivierung des Zentrums, Steigern von Stabilität und Bauchkraft, Warm-up

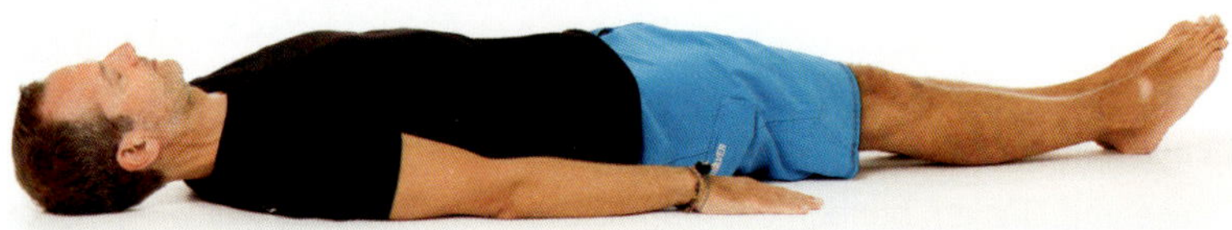

Ausgangsstellung: Rückenlage, Beine gestreckt und geschlossen, Arme lang neben dem Oberkörper ausgestreckt

Ausführung: Führe deine Arme zur Decke und aktiviere deine Zentrierung. Dann senke deine Arme bis knapp über deine Oberschenkel, rolle dein Kinn Richtung Brust und deinen Oberkörper bis zu den Spitzen deiner Schulterblätter (Oberkörper und Kopf werden so weit gehoben, bis du die Aktivität deiner oberen Bauchmuskeln fühlst).

Gleichzeitig mit der Kopf- und Armbewegung hebe deine Beine, halte Kopf und Beine auf einer Höhe oder hebe deine Beine bis zu einem Punkt, den du kontrollieren kannst.

Atme ruhig 5 x durch die Nase ein und 5 x durch den Mund oder die Nase aus. Pumpe dabei deine Arme kraftvoll auf und ab. Pumpe bis zu 100 x, dann rolle Kopf, Arme und Beine wieder auf den Boden zurück.

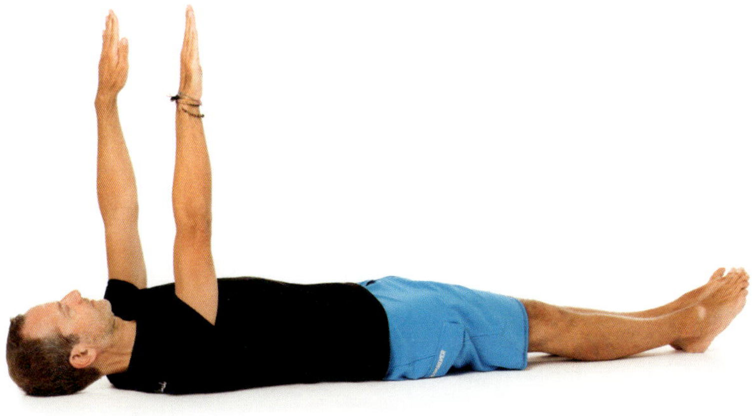

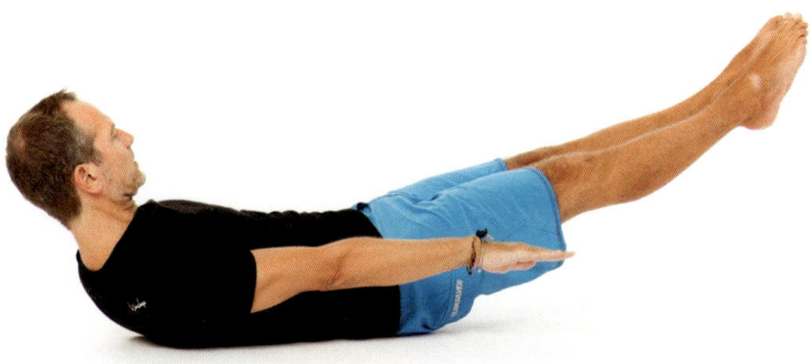

Zu beachten: Die Zentrierung wird über den gesamten Bewegungsablauf gehalten, dein Rücken bleibt die gesamte Zeit im gleichen Abstand zum Boden, deine Arme pumpen kraftvoll. Halte die Beine auf einer Höhe.

ROLL UP

KRAFT	MOBILISATION	DEHNUNG

BAUCH

Ziel: Artikulation und Mobilisation der Wirbelsäule, Steigerung von Stabilität und Bauchkraft

Ausgangsstellung: Rückenlage, Beine gestreckt und wahlweise hüftweit geöffnet oder geschlossen, Arme zeigen zur Decke

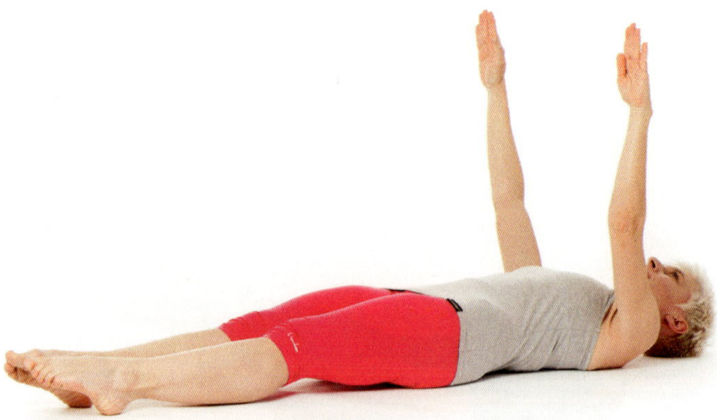

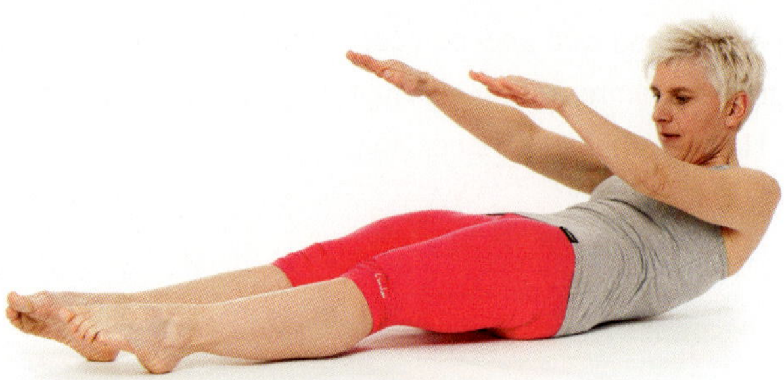

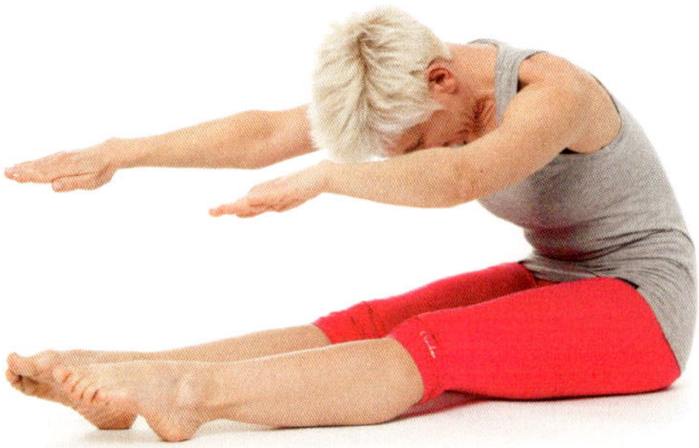

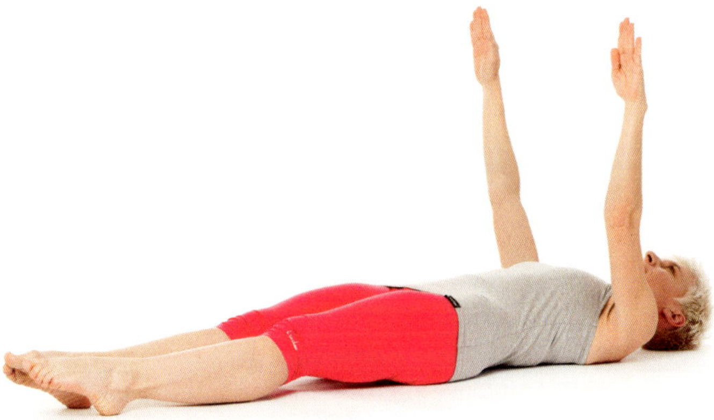

Ausführung: Ausatmend rolle dich mit dem Kopf beginnend Wirbel für Wirbel vom Boden auf, bis deine Sitzknochen direkt in den Boden sinken und sich dein Oberkörper in einem langen Bogen parallel zu deinen Beinen befindet. Einatmend beginne dich vom Becken her kontrolliert zurückzurollen, ausatmend rolle weiter ab bis in die Anfangsposition.

TIPP: Benutze deinen Bauch und nicht deine Arme, um aufzurollen. Arbeite im Fluss deiner Atmung ohne Schwung. Unterlagere deine Wirbelsäule an den Stellen, an denen es dir in der Rollbewegung nicht möglich ist, die Matte zu berühren.

LEG CIRCLE

KRAFT	MOBILISATION	DEHNUNG

BEINE, PO

Ziel: Mobilisation der Hüftgelenke, Stabilität des Beckens

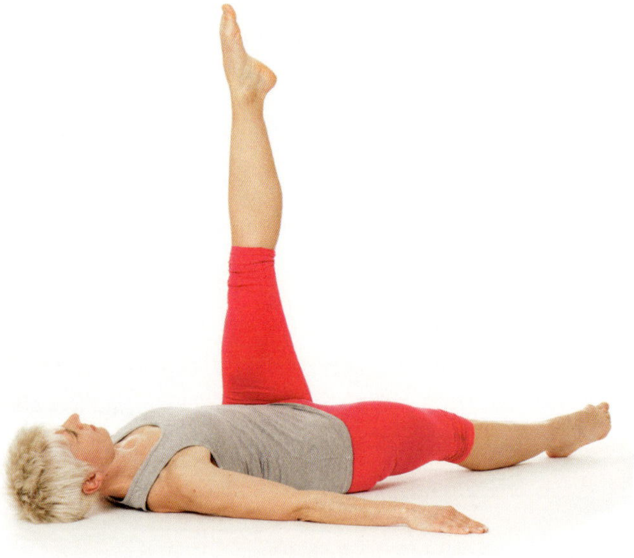

Ausgangsstellung: Rückenlage, rechtes Bein gestreckt am Boden, linkes Bein gestreckt zur Decke und leicht außenrotiert, Arme liegen zur Seite geöffnet am Boden

Ausführung: Mit der Ausatmung beschreibe mit deinem linken Bein einen Halbkreis über außen und bringe mit der Einatmung das Bein wieder über die Körpermitte. 4–6 x wiederholen.

WICHTIG: Halte dein Becken stabil.

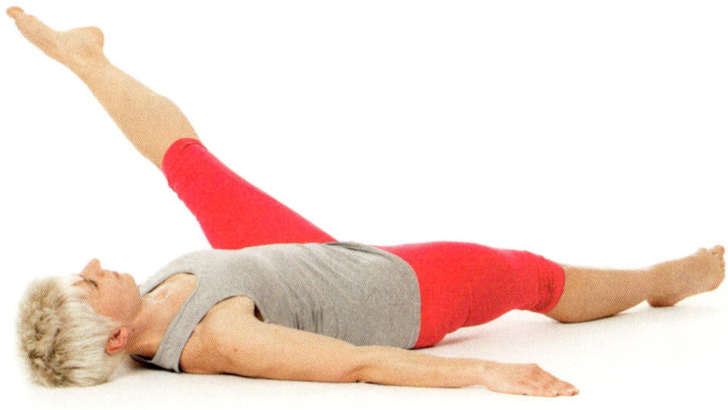

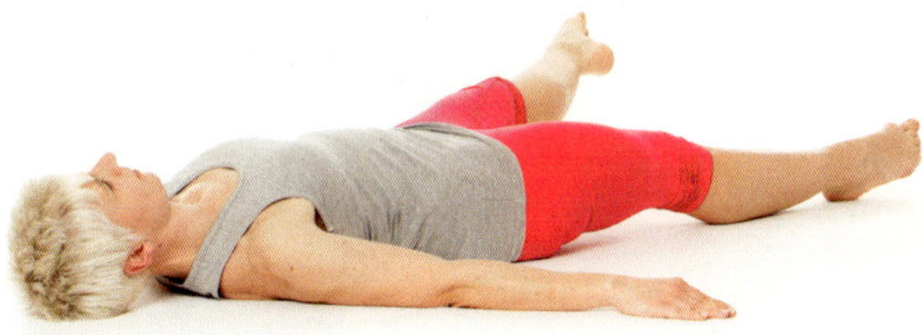

Zu beachten: Starte mit kleinen Kreisen für mehr Kontrolle. Halte über die gesamte Bewegung das Alignment deines Körpers. Ziehe die Zehen hoch zur Decke, aber lasse gleichzeitig deinen Oberschenkelkopf tief in deine Hüftpfanne sinken. Die Zentrierung und die axiale Länge werden über den gesamten Bewegungsablauf gehalten.

ROLLING LIKE A BALL/ROLLING BACK

KRAFT	**MOBILISATION**	DEHNUNG

RÜCKEN, BAUCH

Ziel: Mobilisation der Wirbelsäule

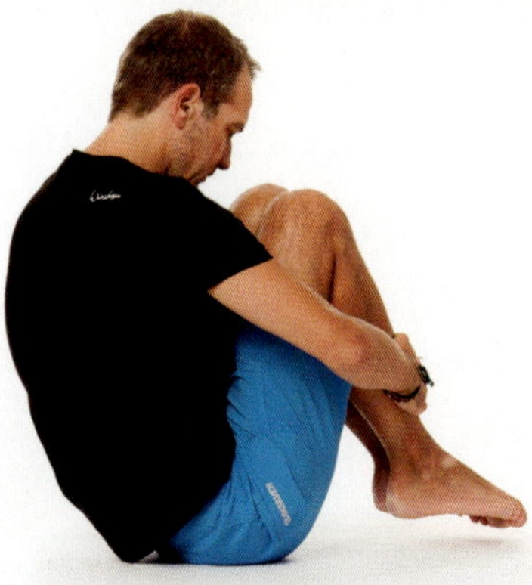

Ausgangsstellung: Sitz auf dem Kreuzbein, Füße gestreckt; Zehenspitzen schweben über dem Boden, Hände sind an Fußgelenken (oder rechte Hand am linken Fußgelenk und linke Hand am rechten Fußgelenk), Fersen sind nah am Gesäß; rolle den Oberkörper in einem großen Bogen nach vorne, als wolltest du den Kopf zwischen die Knie nehmen; das Kinn zieht Richtung Brustbein; Ellbogen sind gebeugt und ziehen sanft nach außen, um Schultern Weite zu geben

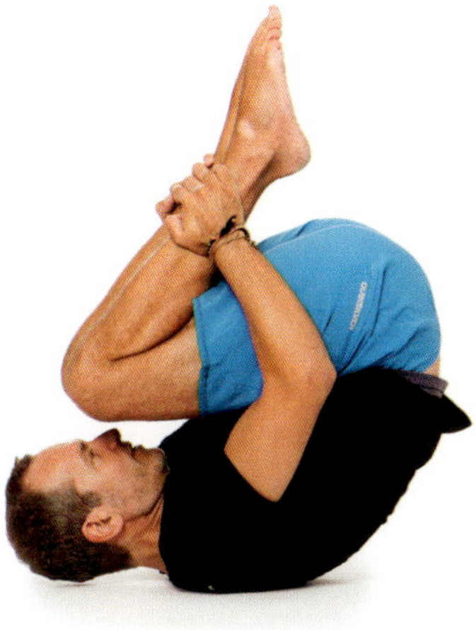

Ausführung: Rolle mit der Einatmung bis zu deinen Schulterblättern auf den Boden. Halte die Ballform deines Körpers. Ausatmend rolle in die Ausgangsstellung zurück. Finde Rhythmus im Rollen und in deiner Atmung.

Zu beachten: Halte deine Fersen nah am Gesäß (kein Schwung). Halte dein Kinn zur Brust. Halte die Position deiner Beine. Halte einen langen Bogen durch die Wirbelsäule (nicht in den unteren Rücken sinken) und deine Schultern weit.

DOUBLE LEG STRETCH

KRAFT	MOBILISATION	DEHNUNG

BAUCH

Ziel: Kräftigung der Bauchmuskeln, Rumpfstabilität

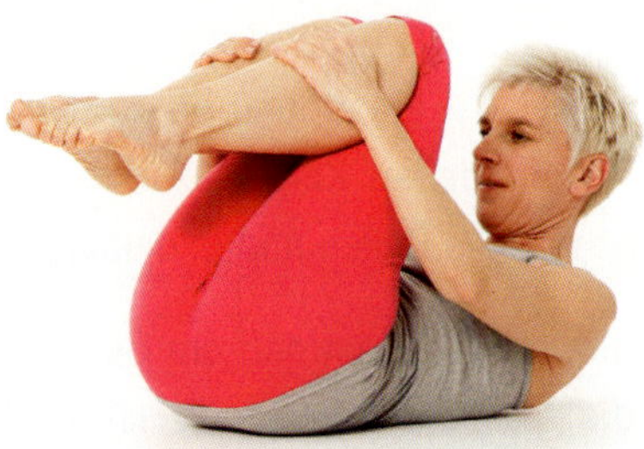

Ausgangsstellung: Rückenlage, Oberkörper ist angehoben (Sternum Drop), Beine sind 90°/90° gebeugt, Hände befinden sich an den Schienbeinen, Bauchdecke zieht tief und weit und hoch

Ausführung: Mit der Einatmung strecke deine geschlossenen Beine kraftvoll und bringe gleichzeitig deine Arme Richtung Kopf. Halte die Ausrichtung deiner Schultern und vermeide ein Hohlkreuz. Mit der Ausatmung kreise deine Arme über außen zu den Füßen. Wenn deine Arme auf Schulterhöhe sind, beuge auch deine Beine und kehre in die Ausgangsstellung zurück. Spüre, wie die Bewegung deine Ausatmung unterstützt.

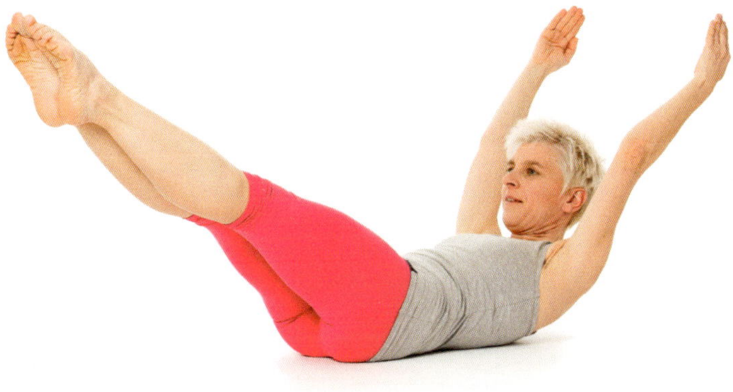

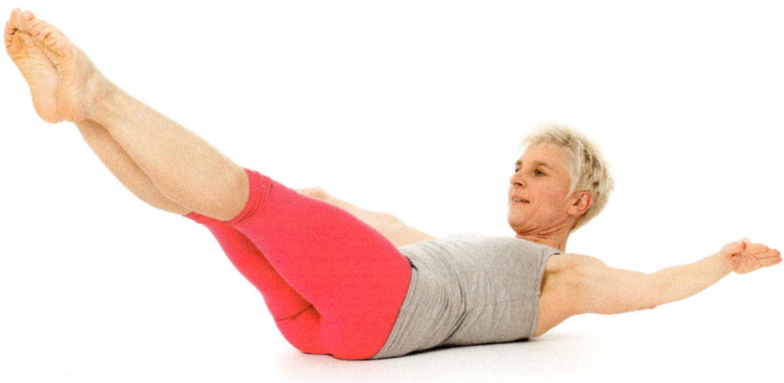

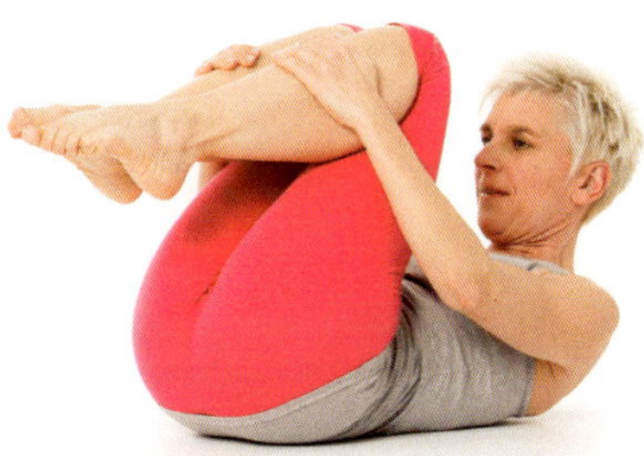

Zu beachten: Dein Oberkörper bleibt stabil. Bewege dich rhythmisch und gleichmäßig.

CRISS CROSS

KRAFT	MOBILISATION	DEHNUNG

BAUCH

Ziel: Kräftigung der Bauchmuskeln

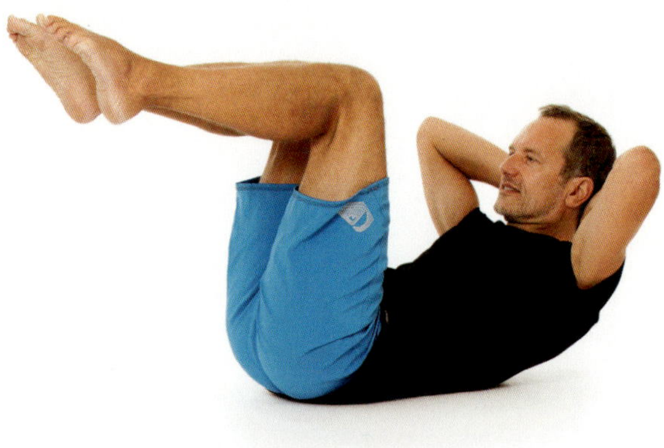

Ausgangsstellung: Rückenlage, Oberkörper bis auf die Schulterblätter aufgerollt, Beine gebeugt in der Luft, Hände mit verschränkten Fingern am Hinterkopf

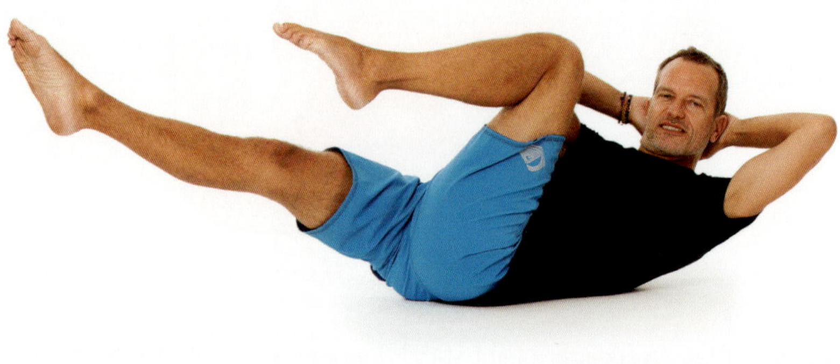

Ausführung: Mit der Ausatmung strecke dein linkes Bein nach vorne und drehe deinen rechten Ellbogen zurück, mit der Einatmung komme in die Ausgangsstellung zurück. Mit der folgenden Ausatmung beginne die Bewegung zur anderen Seite.

3–5 x pro Bein wiederholen.

TIPP: Drehe Blick und Kopf in Richtung des Ellbogens, der zurückdreht. Suche die Weite in der Bewegung, nicht die Annährung von Ellbogen und Knie.

SAW

KRAFT	MOBILISATION	DEHNUNG

RÜCKEN

Ziel: Mobilisation der Wirbelsäule; Dehnung des oberen Rückens und der Beinrückseiten

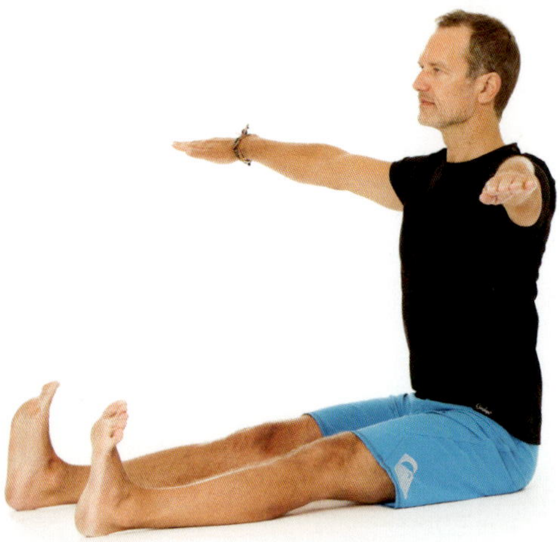

Ausgangsstellung: Sitz mit gestreckten Beinen, Beine mattenweit oder etwas mehr geöffnet, Arme auf Schulterhöhe zu den Seiten gestreckt, Handflächen zeigen zum Boden

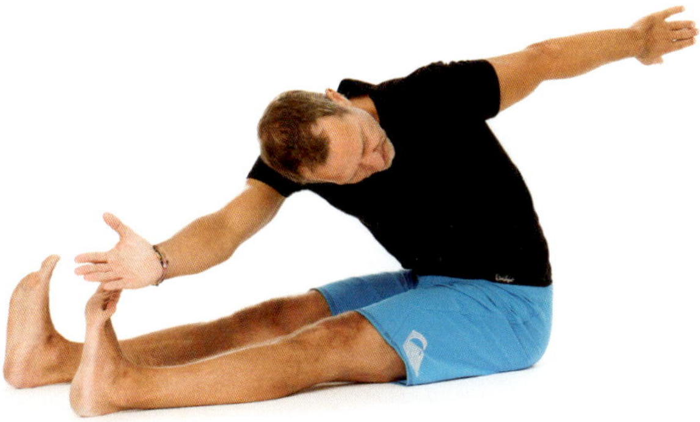

Ausführung: Mit der Einatmung verlängere dich und drehe nach links, dabei geht dein rechter Arm in Außenrotation und dein linker Arm in Innenrotaion. Mit der Ausatmung rolle vom Kopf her Wirbel für Wirbel nach vorne, ziele dabei mit deinem kleinen rechten Finger in Richtung des kleinen linken Zehs. Mit der Einatmung rolle wieder zurück in den Sitz und drehe weiter nach links. Ausatmend komme in die Ausgangsstellung zurück.

3 x pro Seite wiederholen.

Zu beachten: Sitze gleichmäßig auf beiden Sitzknochen und verlängere aktiv die Achse deiner Wirbelsäule. Lasse deinen Atem ruhig und gleichmäßig fließen.

SHOULDER BRIDGE

KRAFT	MOBILISATION	DEHNUNG

RÜCKEN, BEINE, PO

Ziel: Kräftigung des Standbeins, Mobilisation der Hüftgelenke

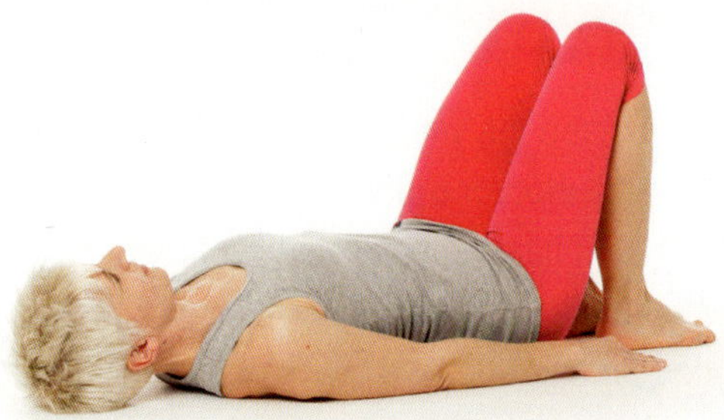

Ausgangsstellung: Rückenlage mit aufgestellten Füßen

Vorbereitung: Mit der Ausatmung rolle vom Steißbein beginnend in die Schulterbrücke auf, verlagere dann das Gewicht auf dein rechtes Bein und strecke dein linkes Bein zur Decke.

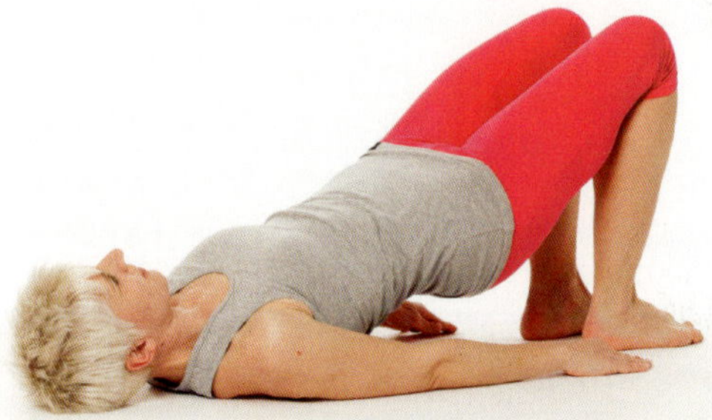

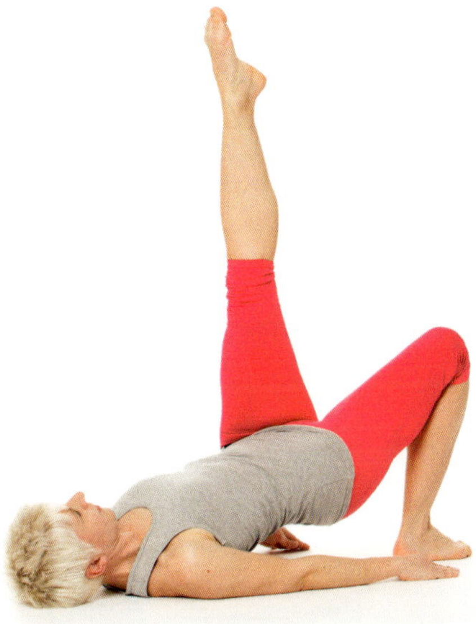

Ausführung: Mit der nächsten Ausatmung senke das gestreckte Bein in großem Bogen nach vorne, mit der Einatmung bring es wieder zurück in die Senkrechte.

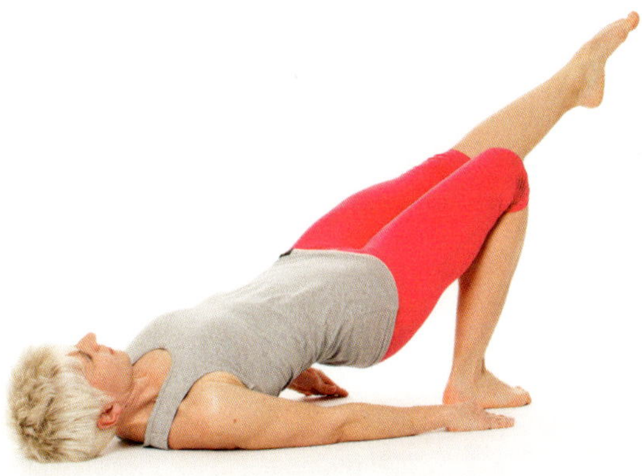

3–5 x pro Seite wiederholen.

WICHTIG: Rolle nur bis zum Schultergürtel auf, d. h. bis zu den Schulterblättern. Deine Halswirbelsäule bleibt lang.

ONE LEG TEASER

KRAFT	MOBILISATION	DEHNUNG

BAUCH

Ziel: maximale Zentrierung und Kontrolle, Kräftigung der Bauchmuskeln

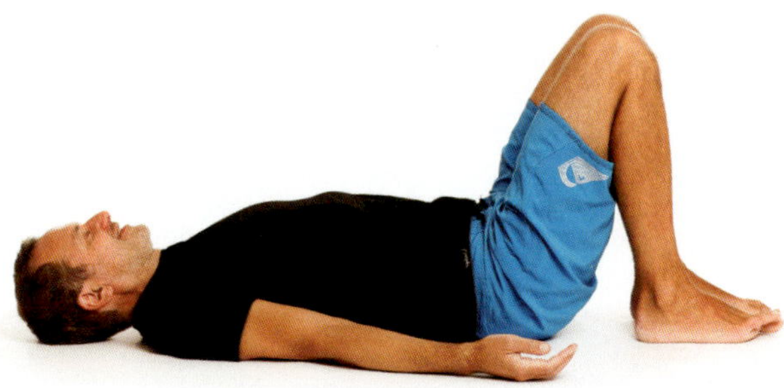

Ausgangsstellung: Rückenlage, Arme liegen gestreckt neben dem Körper mit Handflächen zum Boden, Füße in Verlängerung der Sitzbeine aufgestellt

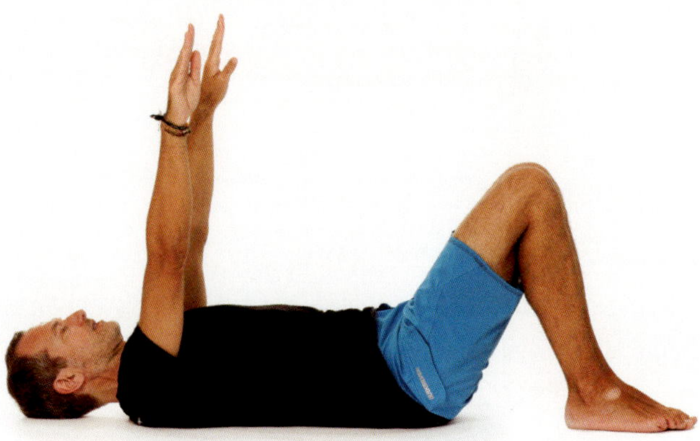

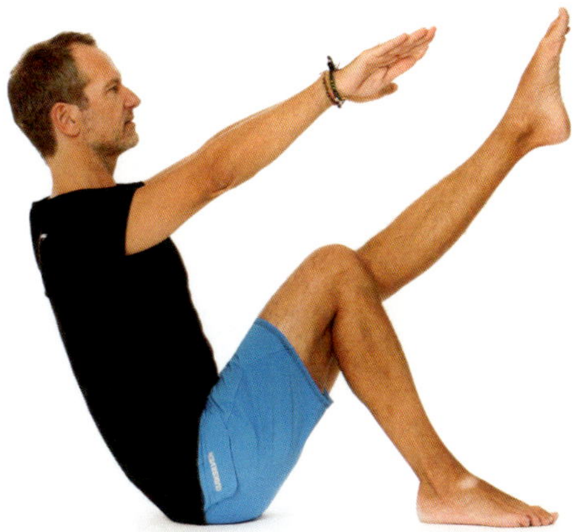

Ausführung: Mit der Einatmung hebe deine Arme zur Decke. Mit der folgenden Ausatmung aktiviere deine Bauchmuskeln und rolle dich Wirbel für Wirbel bis zur Basis deiner Wirbelsäule auf. Gleichzeitig strecke dein linkes Bein (halte die Knie geschlossen) und bringe deine Arme parallel zum linken Bein nach vorne. Mit der nächsten Ausatmung kehre in die Ausgangsstellung zurück.

Zu beachten: Deine Bauchmuskeln sind über die gesamte Bewegung aktiv!

TEASER I

KRAFT	MOBILISATION	DEHNUNG

BAUCH

Ziel: maximale Zentrierung und Kontrolle; Artikulation der Wirbelsäule; Balance; Mobilisation und Stabilisation der Wirbelsäule

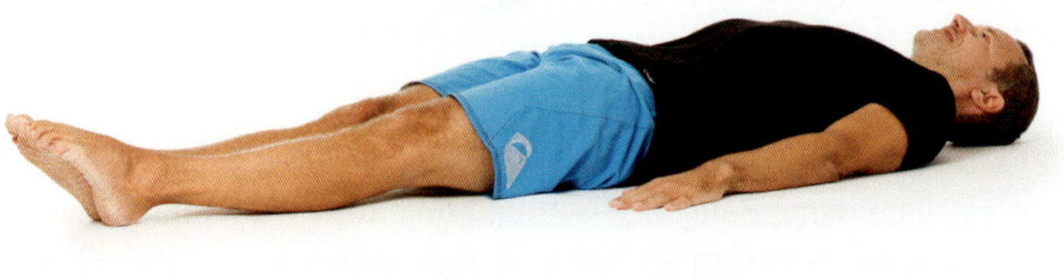

Ausgangsstellung: Rückenlage mit gestreckten und geschlossen Beinen, Arme neben dem Oberkörper gestreckt, Handflächen zeigen zum Boden

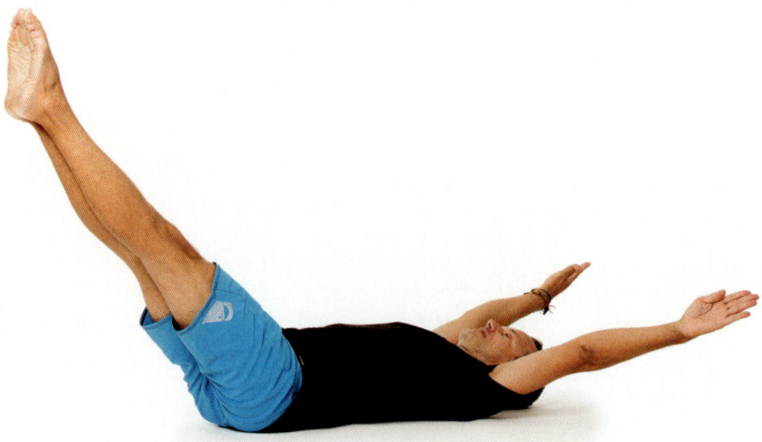

Ausführung: Führe deine Arme gestreckt neben deinen Kopf, beuge deine Beine, bringe deine Knie über deine Hüften und strecke von dort deine Beine Richtung

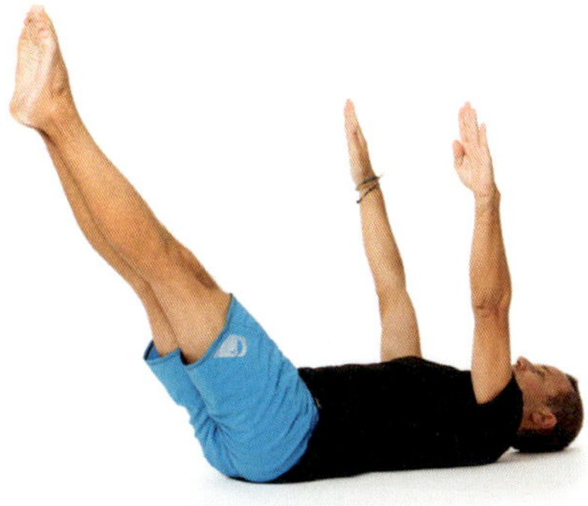

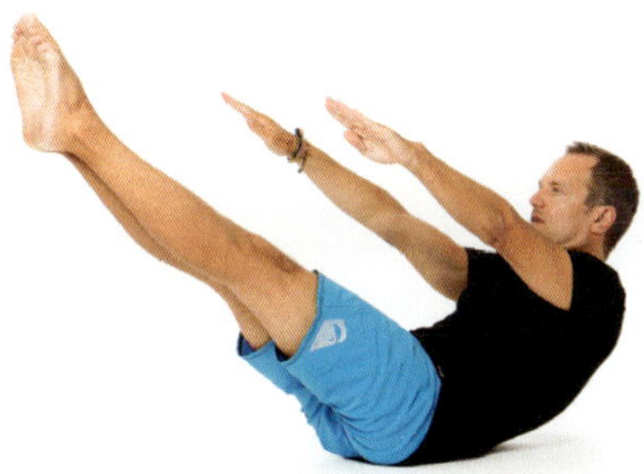

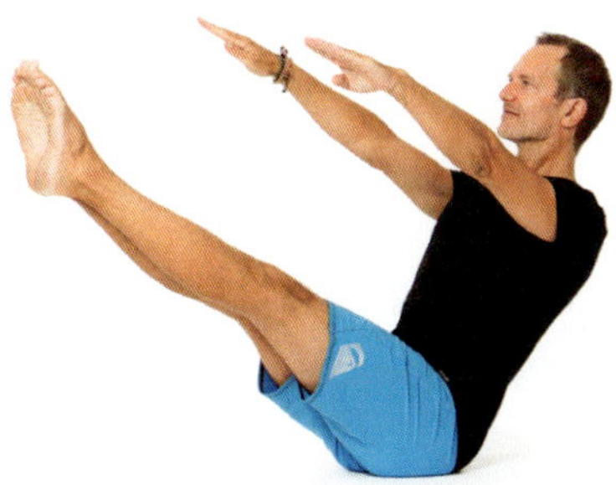

Decke. Senke deine Beine auf etwa 45°. Halte Wirbelsäule und Becken neutral und dein Zentrum aktiv.

Mit der Einatmung hebe die gestreckten Arme bis über deine Schultern. Deine Fingerspitzen zeigen jetzt zur Decke. Mit der Ausatmung rolle dich vom Kopf her Wirbel für Wirbel nach oben. Strecke deine Finger zu den Zehen. Balanciere in dieser „V-Position" für bis zu 3 Atemzüge und verlängere dich durch Arme, Beine und die Krone deines Kopfs. Halte deine Bauchdecke kraftvoll eingezogen. Mit einer Ausatmung rolle kontrolliert auf den Boden zurück, während du dich weiter verlängerst. Wenn dein Kopf wieder auf dem Boden liegt, führe deine Arme wieder neben den Kopf. Deine Beine befinden sich immer noch im 45°-Winkel. Wiederhole 3 x, beuge dann deine Knie wieder zur Entspannung.

Zu beachten: Halte deine Beine im Teaser I ruhig und stabil. Halte den Schultergürtel organisiert. Rolle kontrolliert und ohne Schwung. Halte deine Beine gestreckt und kraftvoll geschlossen. Verlängere dich aus deinem Becken und sinke nicht zusammen. Vermeide beim Rollen Ausweichbewegungen zu den Seiten. Halte deinen Kopf in Verlängerung deiner Wirbelsäule. Verlängere dich durch Arme und Beine.

SINGLE LEG KICK

KRAFT	MOBILISATION	DEHNUNG

RÜCKEN, BEINE, PO

Ziel: Dehnung der Oberschenkelvorderseite

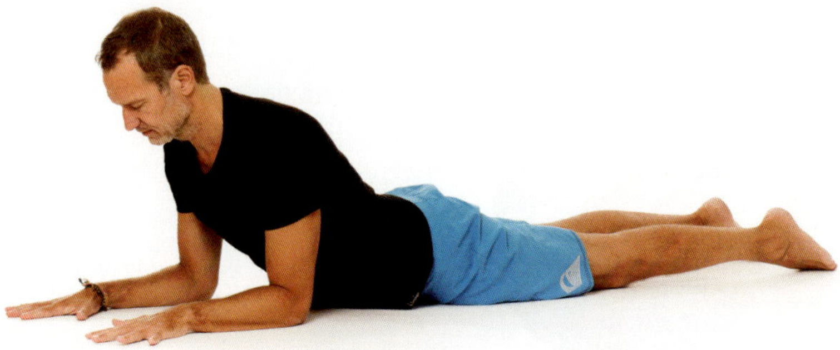

Ausgangsstellung: Cobra mit aufgestellten Ellbogen

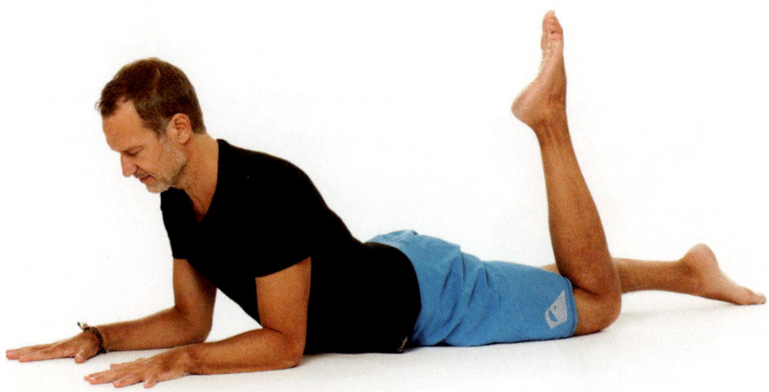

Ausführung: Ausatmend aktiviere dein Zentrum, hebe dein Brustbein und schiebe die Unterarme kraftvoll in den Boden. Mit der Einatmung kicke deine linke Ferse 2 x zum linken Sitzknochen (zwei kurze Einatemzüge), mit der Ausatmung strecke das Bein lang aus und lege es auf den Boden zurück. Wiederhole den Ablauf mit deinem rechten Bein.

WICHTIG: Dein Becken bleibt auf dem Boden und die Hüfte gestreckt. Presse deine Arme kraftvoll in den Boden und organisiere deinen Schultergürtel. Halte die Zentrierung und die Länge. Strecke dein Bein so weit aus der Hüfte, dass deine Kniescheibe nicht auf dem Boden reibt. Beachte die Ausrichtung deiner Beine.

DOUBLE LEG KICK

KRAFT	MOBILISATION	DEHNUNG

RÜCKEN, BEINE, PO

Ziel: Mobilisation der Brustwirbelsäule, Kräftigung der gesamten rückwärtigen Kette

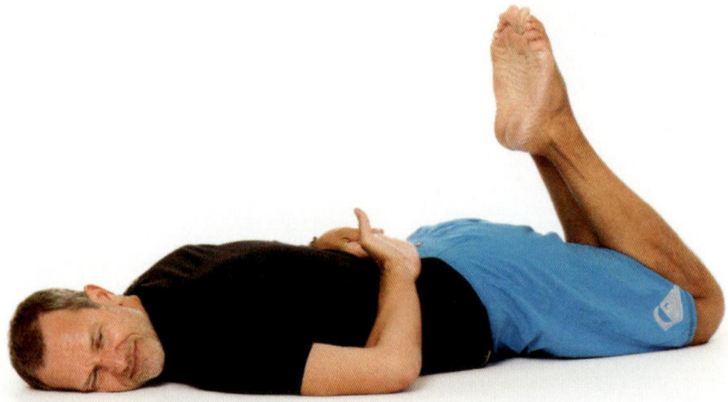

Ausgangsstellung: Bauchlage mit gestreckten und geschlossen Beinen, Hände liegen aufeinander in der Kuhle des unteren Rückens, Ellbogen sind gebeugt und hängen an den Seiten des Körpers nach unten, Kopf zur Seite gedreht

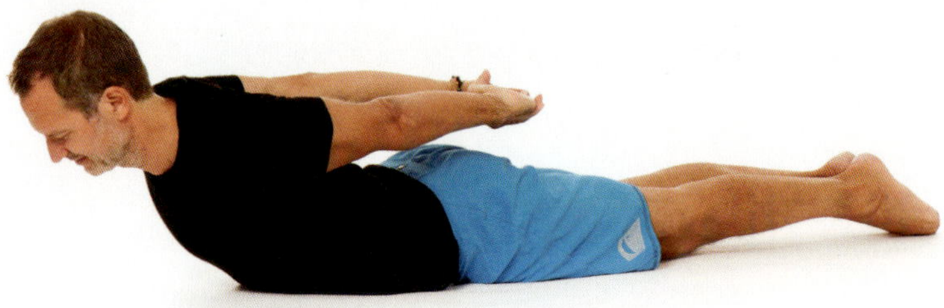

Ausführung: Mit der Einatmung kicke deine Fersen 2–3 x Richtung Gesäß; mit der Ausatmung strecke deine Beine kraftvoll, gleichzeitig strecke deine Arme in Richtung deiner Füße und hebe deinen Oberkörper an, während du den Blick Richtung Matte drehst; mit der Einatmung drehe deinen Kopf auf die neue Seite und lege ihn zurück auf die Matte, gleichzeitig beuge deine Arme und komme in die Ausgangsstellung zurück. Immer noch einatmend kicke wieder kraftvoll mit deinen Fersen zum Gesäß.

TIPP: Lege erst deinen Oberkörper auf der Matte ab, bevor du erneut kickst. Stelle dir für eine fließende Streck- und Hebebewegung eine Verbindung zwischen Händen, Füßen und Kopf vor.

SWIMMING

KRAFT	MOBILISATION	DEHNUNG

RÜCKEN

Ziel: Kräftigung der gesamten Muskulatur der Körperrückseite

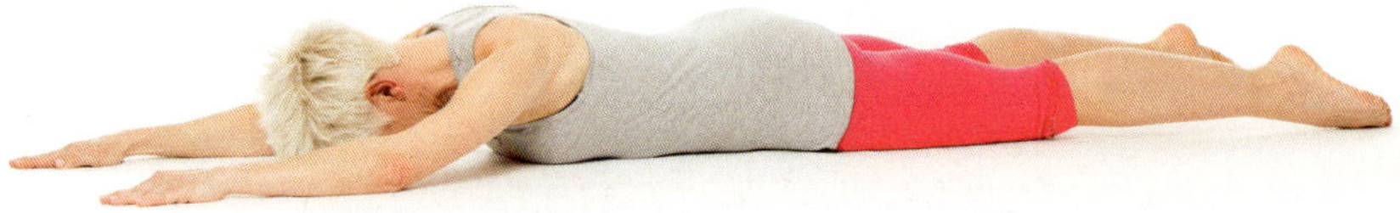

Ausgangsstellung: Bauchlage mit gestreckten und hüftweit geöffneten Beinen, Füße gestreckt, Arme liegen gestreckt neben dem Kopf, Finger sind lang und Handflächen zeigen nach unten, Kopf liegt mit der Stirn auf dem Boden

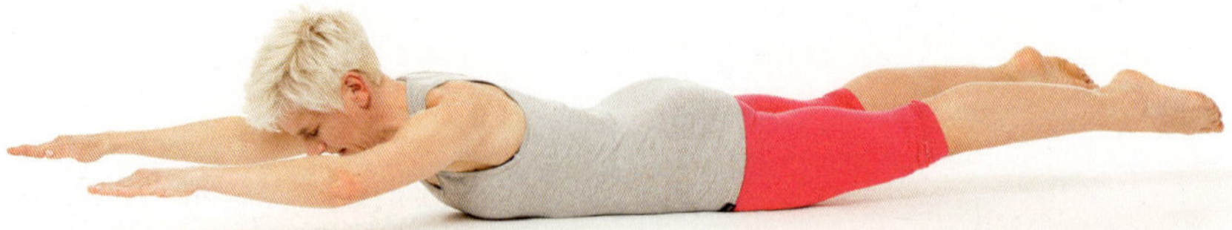

Ausführung: Mit der Ausatmung aktiviere dein Zentrum, verlängere deine Beine weit aus deinen Hüften und die Arme in entgegengesetzter Richtung; verlängere deine gesamte Wirbelsäule vom Steißbein bis zum Scheitel, schiebe deine Schulterblätter

Richtung Becken und dein Brustbein nach vorne. Unterstütze deinen unteren Rücken mit deiner Bauchmuskulatur.

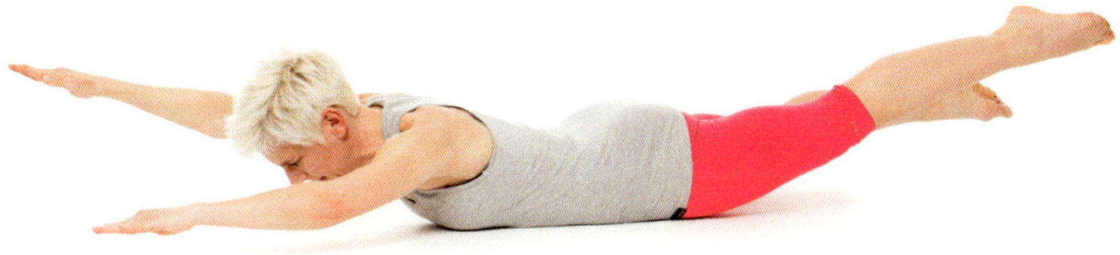

Hebe dann deinen rechten Arm und dein linkes Bein vom Boden und strecke sie weiterhin weit auseinander.

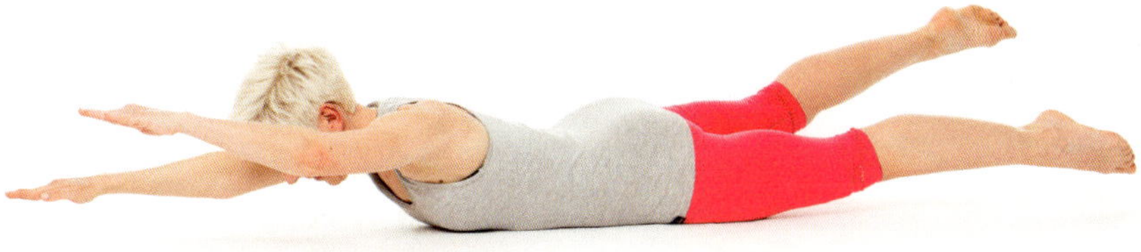

Atme fließend weiter und beginne zu schwimmen, indem du deine Arme und Beine abwechselnd diagonal hebst und senkst.

TIPP: Geh im Anschluss in eine Päckchenposition, um deinen Unterrücken zu entspannen.

SIDE KICK

KRAFT	MOBILISATION	DEHNUNG

BEINE, PO

Ziel: Stabilität in Seitlage, Kräftigung der Beine und der Hüfte

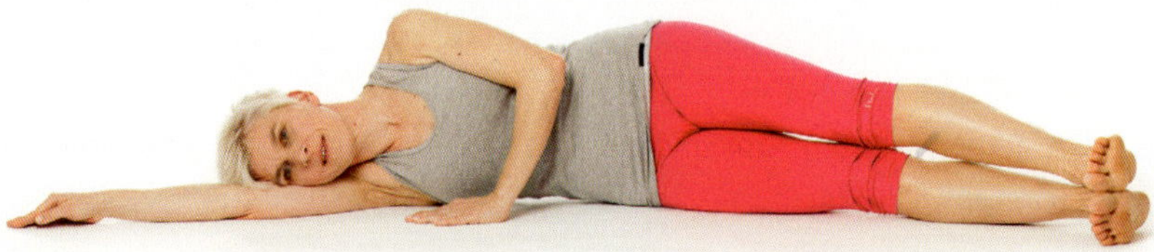

Ausgangsstellung: Seitlage, Beine gestreckt und Hüftgelenk etwas aus der Hüfte nach vorne abgewinkelt

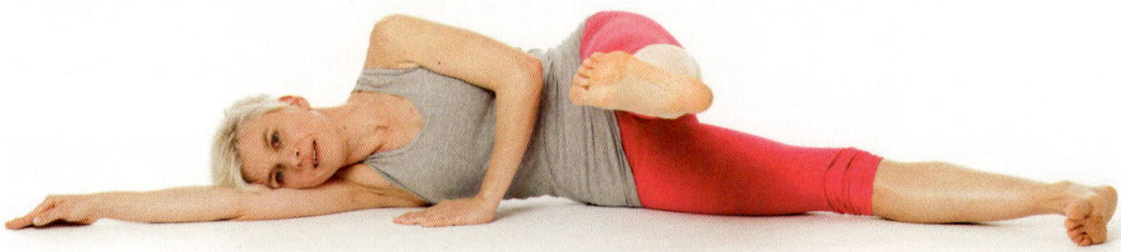

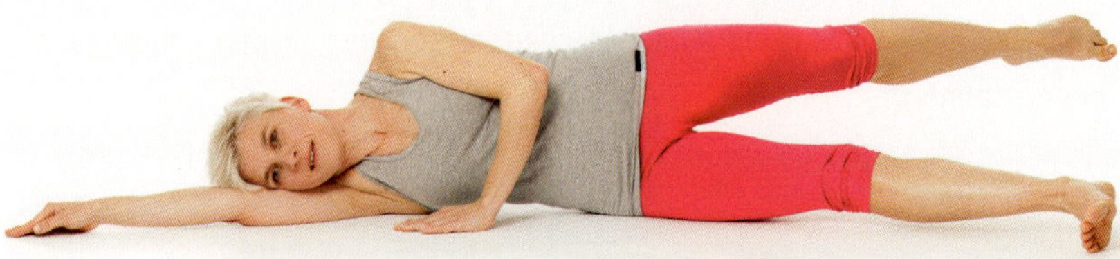

Ausführung: Beuge die Hüfte, bring dein oberes Bein mit geflextem Fuß nach vorne und kick 2 x am Ende der Hüftbeugung. Dabei atmest du stoßweise 2 x ein.
Mit der Ausatmung strecke deinen Fuß und führe dein Bein in langem Bogen nach hinten in die Hüftstreckung.

WICHTIG: Dein Becken bleibt stabil. Stell dir vor, du hast ein Luftpolster unter der Taille.

KNEE LIFT

KRAFT	MOBILISATION	DEHNUNG

BAUCH, SCHULTER

Ziel: Stützkraft, Kräftigung des Schultergürtels und des Rumpfs

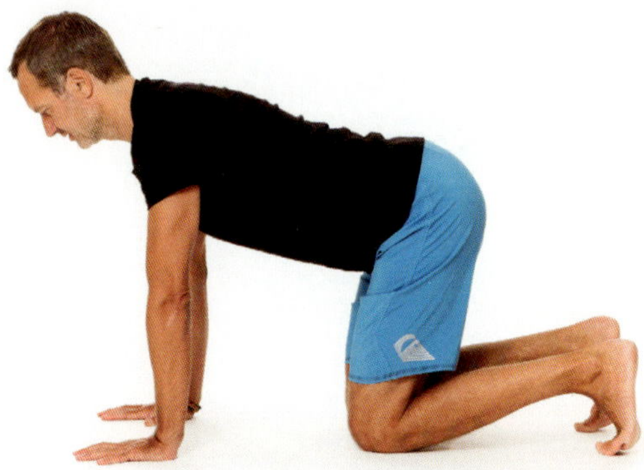

Ausgangsstellung: neutraler Vierfüßlerstand mit aufgestellten Zehenspitzen

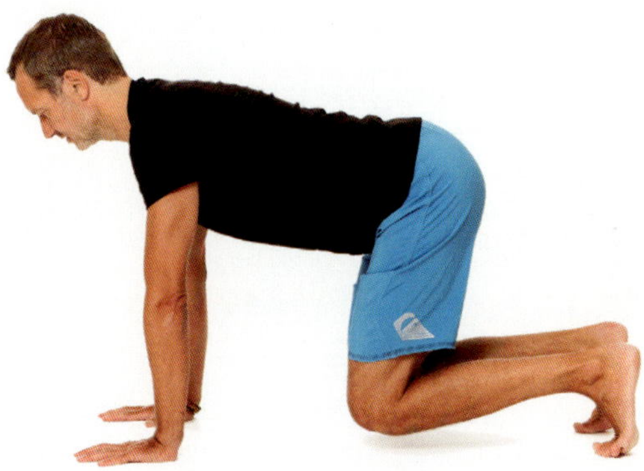

Ausführung: Ausatmend aktiviere deine Bauchmuskeln, schiebe deine Hände und Fußballen kraftvoll in die Matte und hebe deine Knie einige Zentimeter von der Matte. Halte 1-2 Atemzüge. Mit der Einatmung senke deine Unterschenkel auf die Matte zurück. 3-5 x wiederholen.

CONTROL FRONT

KRAFT	MOBILISATION	DEHNUNG

BAUCH, SCHULTER

Ziel: Stützkraft mit Fokus auf Körpervorderseite

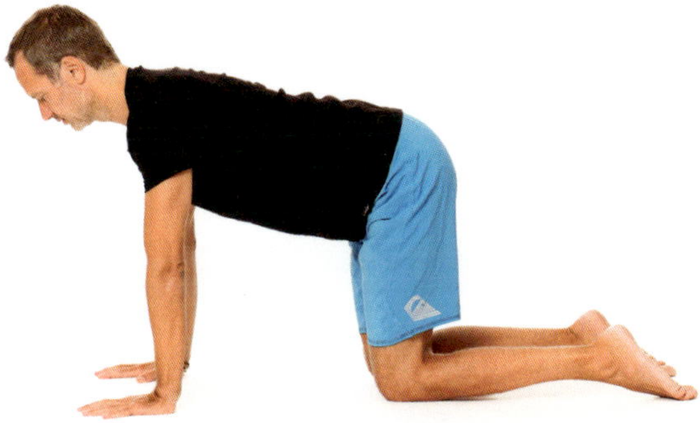

Ausgangsstellung: neutraler Vierfüßlerstand

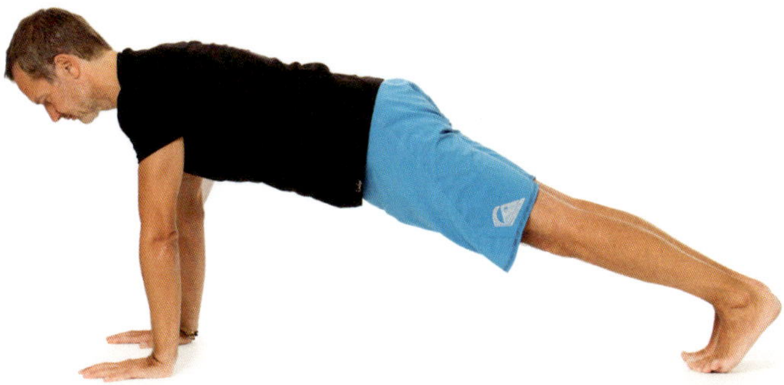

Ausführung: Mit der Ausatmung strecke deine Beine nacheinander und komme in eine Liegestützposition. Halte für eine Einatmung. Mit der folgenden Ausatmung komme in den Vierfüßlerstand zurück. Starte den nächsten Durchgang mit dem anderen Bein. 4 x wiederholen.

CONTROL BACK

KRAFT	MOBILISATION	DEHNUNG

RÜCKEN, SCHULTER

Ziel: Stützkraft mit Fokus auf Körperrückseite

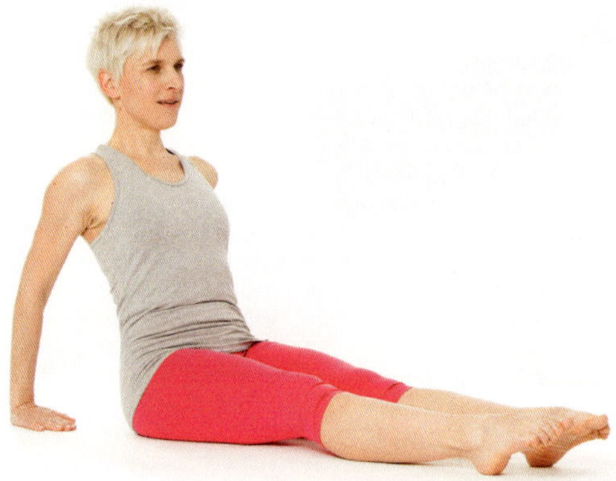

Ausgangsstellung: Langsitz mit geschlossenen Beinen, die Hände sind hinter dem Körper aufgesetzt

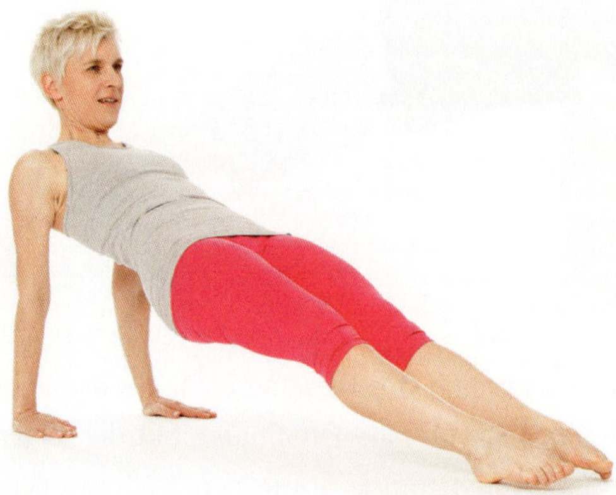

Ausführung: Einatmend schaffe Weite zwischen deinen Schultern, aktiviere dein Zentrum und presse deine Hände kraftvoll in den Boden. Mit der Ausatmung hebe

dein Becken vom Boden ab. Halte die Position für eine Einatmung und senke dein Becken mit der Ausatmung kontrolliert wieder zurück. 3–4 x wiederholen.

WICHTIG: Dein Becken bleibt stabil. Deine Wirbelsäule ist neutral, halte die Länge. Richte deinen Schultergürtel gut aus!

UP STRETCH

KRAFT	MOBILISATION	DEHNUNG

RÜCKEN, SCHULTER

Ziel: Dehnung der gesamten Körperrückseite, Mobilisation der Brustwirbelsäule und Schultergelenke

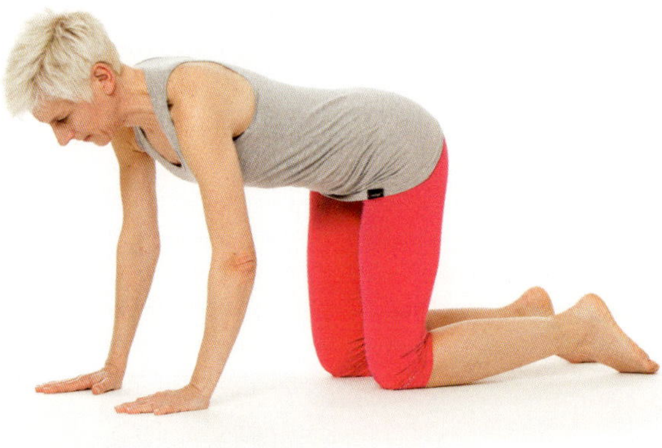

Ausgangsstellung: Vierfüßlerstand

Ausführung: Mit der Ausatmung strecke deine Knie und lenke dein Becken zur Decke, mit der Einatmung komm zurück in Ausgangsstellung.

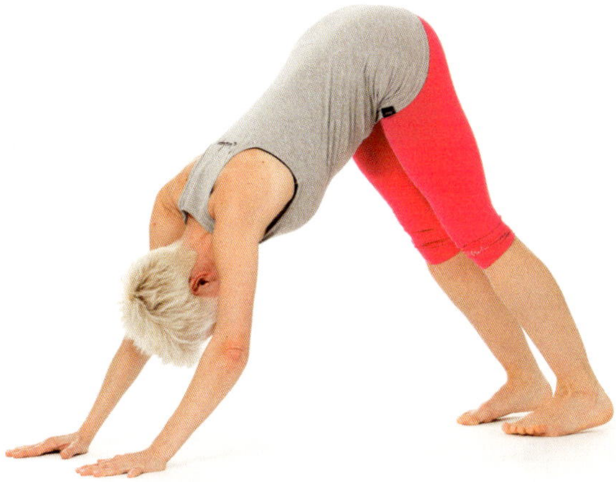

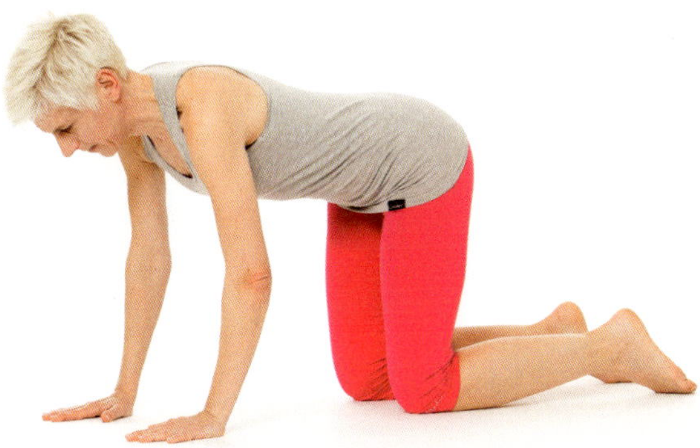

WICHTIG: Schiebe deine Sitzbeinhöcker zur Decke und gleichzeitig deine Fersen Richtung Boden.

STANDING ROLL DOWN

KRAFT	MOBILISATION	DEHNUNG

RÜCKEN

Ziel: Mobilisation der Wirbelsäule, Dehnung der Körperrückseite

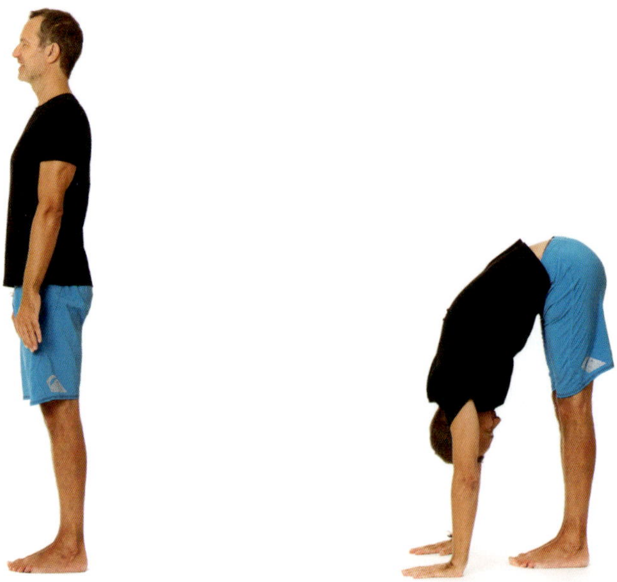

Ausgangsstellung: neutraler Stand

Ausführung: Mit der Einatmung schiebe deine Füße kraftvoll in den Boden und deinen Scheitel zur Decke. Schaffe axiale Länge und aktiviere dein Zentrum. Mit der Ausatmung rolle in einem gleichmäßigen Bogen vom Kopf her Richtung Boden, bis deine Hände auf dem Boden stützen. Mit der nächsten Ausatmung roll wieder Wirbel für Wirbel in den aufrechten Stand hoch.

WICHTIG: Deine Bauchdecke bleibt aktiv. Halte dein Becken über den Füßen. Rolle gleichmäßig durch die Wirbelsäule und beuge bei Bedarf deine Beine. Lasse deinen Kopf locker hängen.

STANDING LEG BALANCE

KRAFT	**MOBILISATION**	DEHNUNG

BEINE, PO

Ziel: Gleichgewicht, Mobilisation der Hüftgelenke

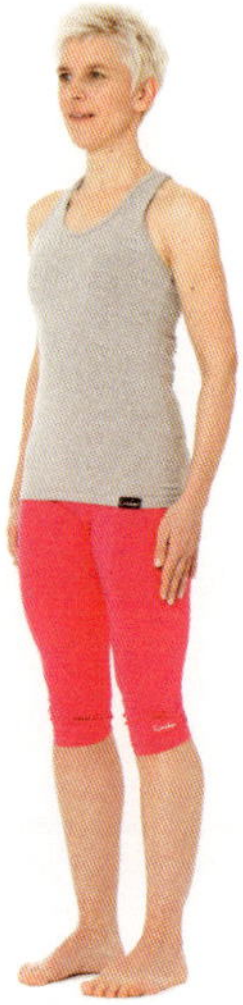

Ausgangsstellung: aufrechter Stand

Ausführung: Mit der Ausatmung verlagere dein Gewicht auf dein rechtes Bein und bring dein linkes Knie zum Körper. Umfasse das Knie und beuge maximal in der Hüfte, ohne im Becken auszuweichen. Dein linker Sitzbeinhöcker zieht aktiv nach unten. Dann führe mit jeder Ausatmung das Bein seitwärts in die Außenrotation und über die Körpermitte in die Innenrotation. Links wiederholen.

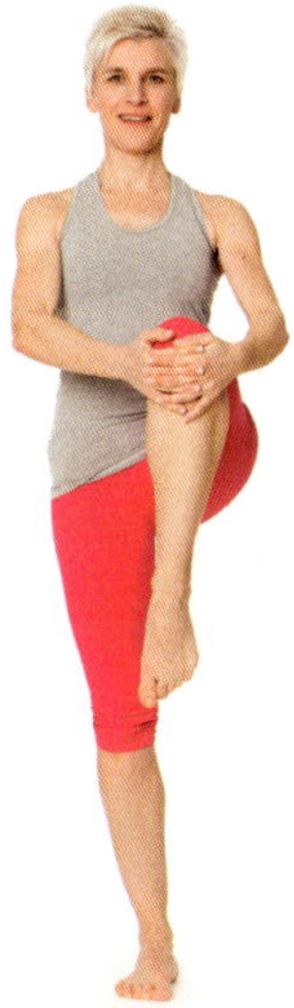

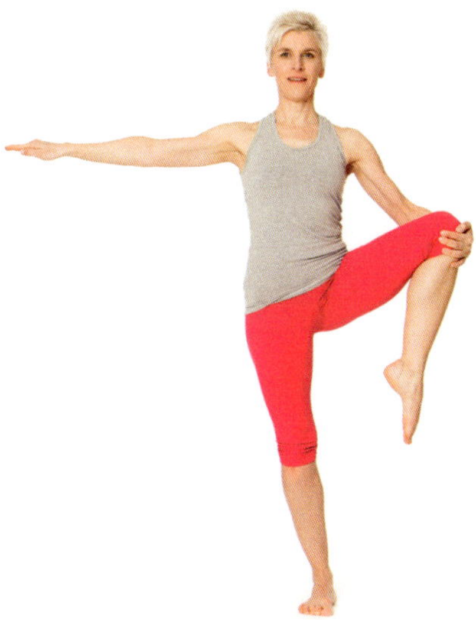

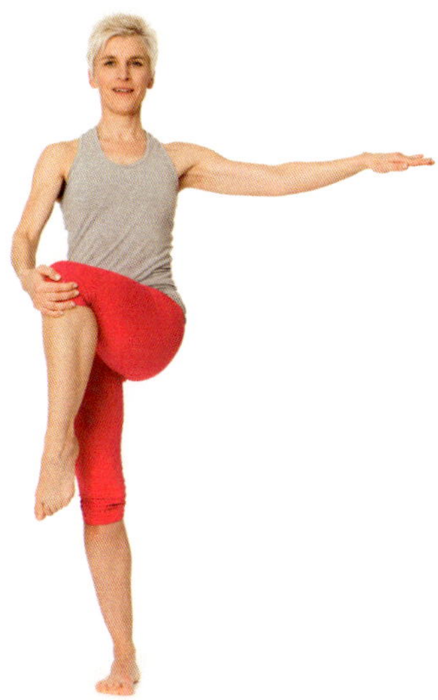

WICHTIG: Achte darauf, dass dein Standbein und deine Standhüfte stabil bleiben.

5

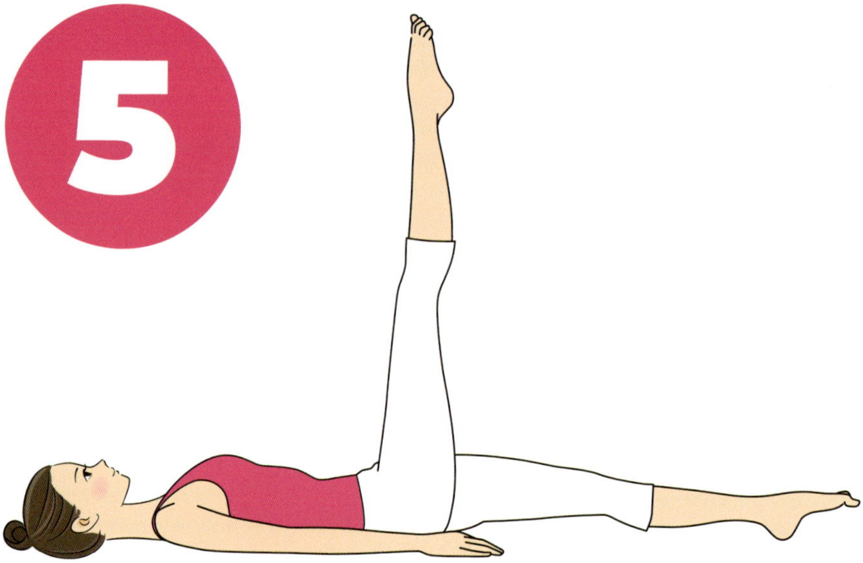

DIE BESTEN ÜBUNGEN FÜR PROFIS

Gut gemacht! Bis hierhin hast du es geschafft. Jetzt folgt die Kür und du wirst merken, dass die Übungen aus den anderen Kapiteln dich perfekt vorbereitet haben. Und trotzdem kann es sein, dass manch eine Übung herausfordernd bleibt und nicht auf Anhieb gelingt. In diesem Fall bleibe bitte noch eine Weile bei den einfacheren Varianten und gib deinem Körper die Zeit, sich an die neuen Reize zu gewöhnen.

LOW ABS III

KRAFT	MOBILISATION	DEHNUNG

BAUCH

Ziel: Aktivierung der Bauchmuskeln, Stabilisierung der neutralen Beckenposition

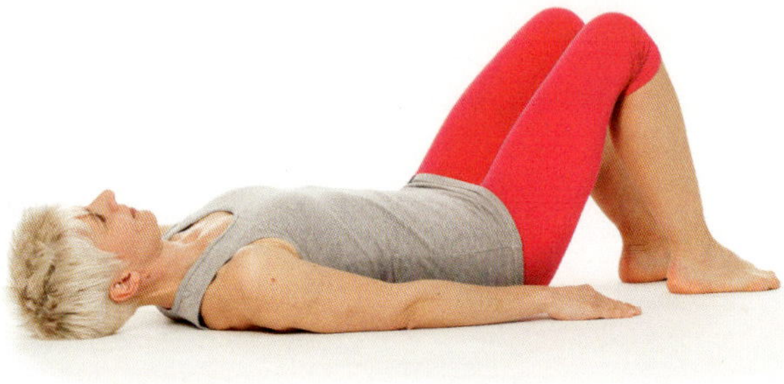

Ausgangsstellung: Rückenlage, Füße aufgestellt, Beine Hüftgelenkweit geöffnet, Arme lang neben dem Oberkörper ausgestreckt

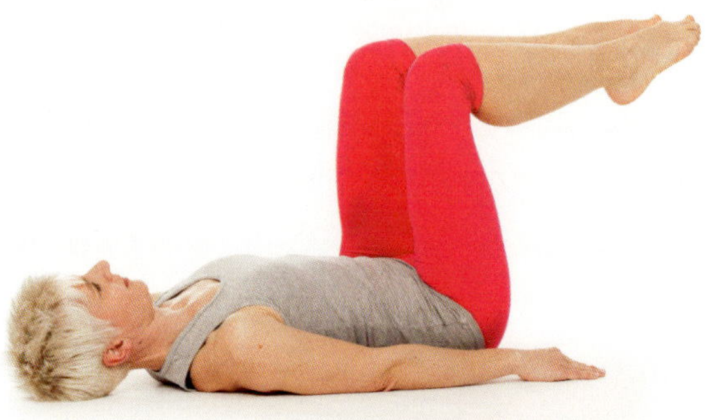

Ausführung: Deine Beine mit der Ausatmung gleichzeitig zum Körper bringen, bis beide Unterschenkel parallel zum Boden ausgerichtet sind (Table Top Position). Mit der nächsten Ausatmung die Beine gleichzeitig wieder absenken.

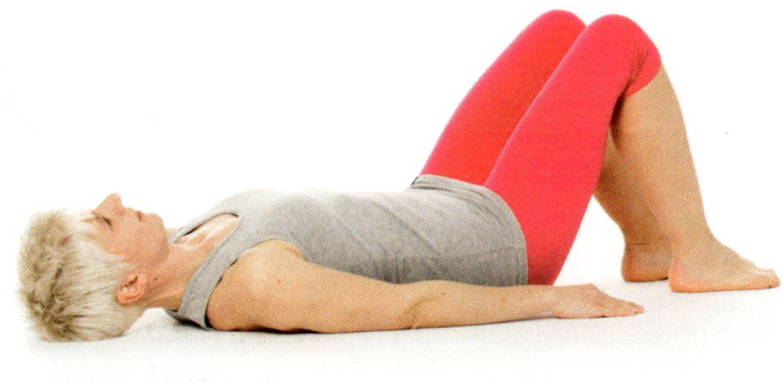

Variation: Aus der Table Top Position mit der Ausatmung mit beiden Fußspitzen gleichzeitig kurz auf den Boden tippen. Mit der Einatmung zurück in die Table Top Position kommen.

Zu beachten: Sowohl das Lösen als auch das Absenken deiner Beine ist fließend. Schultern und Nacken bleiben entspannt. Deine Bauchdecke soll während des kompletten Bewegungsablaufs flach bleiben und dein Becken ruhig.

ROLL OVER

KRAFT	MOBILISATION	DEHNUNG

BAUCH, RÜCKEN

Ziel: Artikulation und Mobilisation der Wirbelsäule, Dehnung des unteren Rückens und der Rückseite der Beine, Bauchkraft

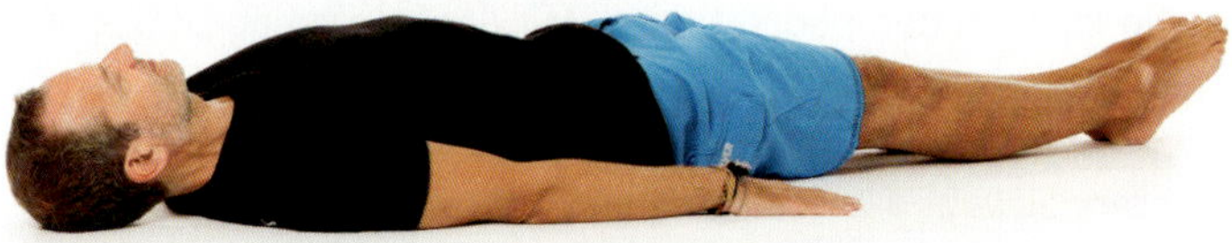

Ausgangsstellung: Rückenlage, Beine gestreckt und geschlossen, Füße sanft gestreckt, Arme sind gestreckt neben dem Oberkörper abgelegt, Handflächen zeigen zum Boden und Fingerspitzen ziehen fußwärts

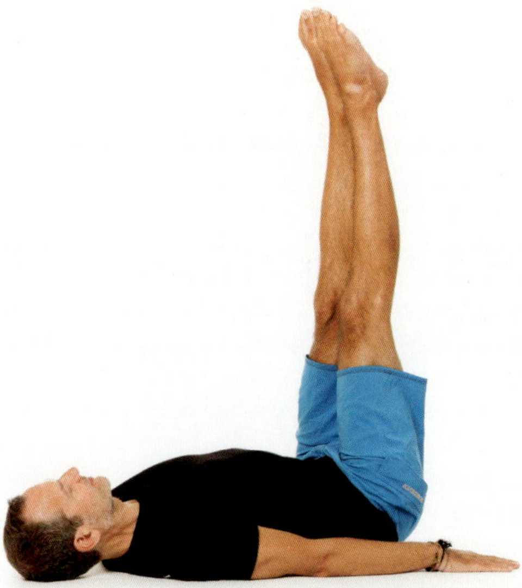

Ausführung: Einatmend aktiviere dein Zentrum und hebe die gestreckten Beine bis lotrecht über die Hüften Richtung Decke.

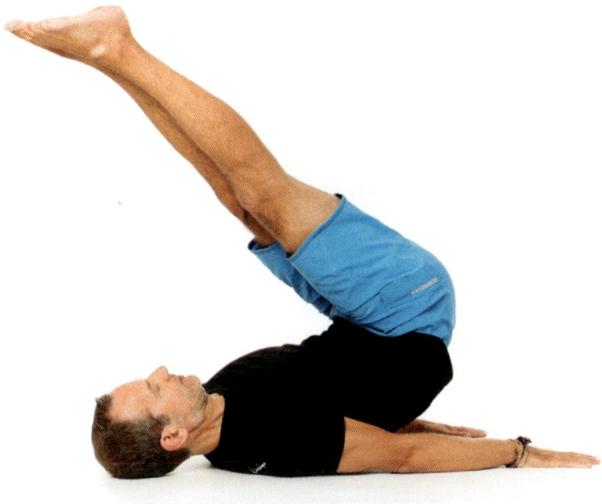

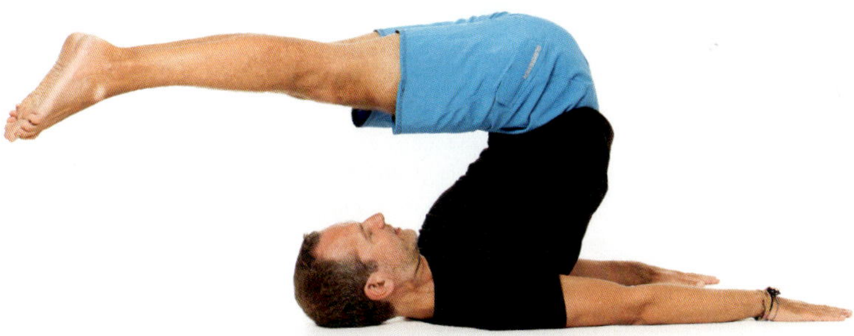

Ausatmend rolle vom Becken beginnend Wirbel für Wirbel bis zu deinen Schulterblättern. Strecke deine Zehen aktiv zur hinter dir liegenden Wand und halte deine Bauchdecke als Gegenzug tief, weit und flach. Das Gewicht liegt jetzt auf deinen Schultern.

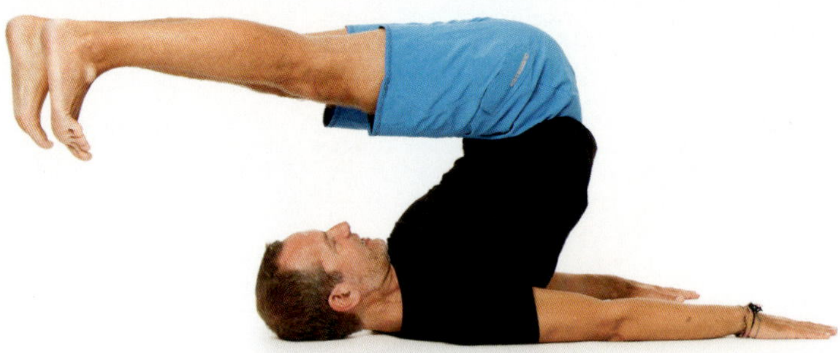

Einatmend öffne deine Beine schulterweit.

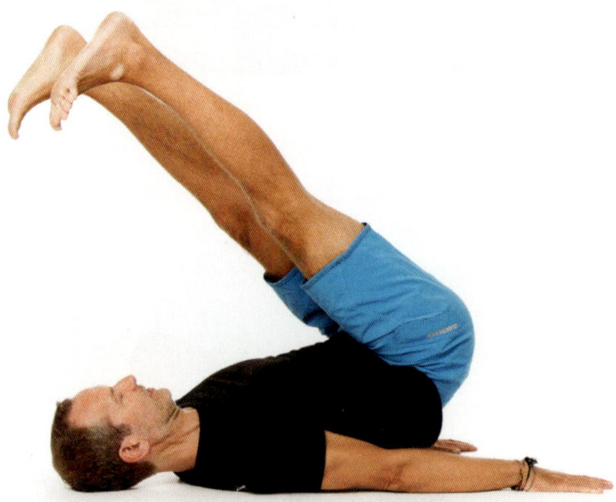

Ausatmend rolle kontrolliert Wirbel für Wirbel auf den Boden zurück. Lasse hierbei dein Brustbein weich werden und halte deine Taille lang und gehoben. Wenn deine Beine wieder lotrecht zur Decke zeigen, schließe sie mit der nächsten Einatmung. Mit der Ausatmung starte die Bewegung von Neuem. 3 x wiederholen, dann rolle mit schulterweit geöffneten Beinen hoch und geschlossenen Beinen wieder tief.

3 x wiederholen.

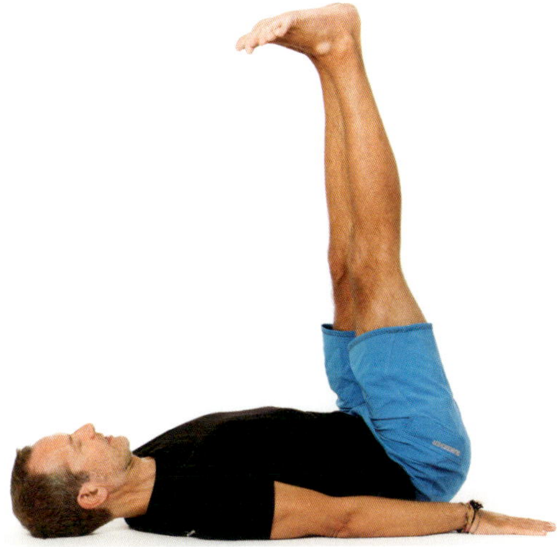

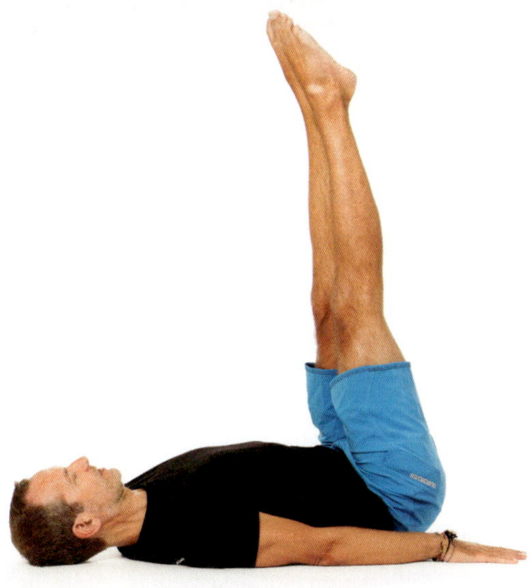

Zu beachten: Rolle nur bis zu den Schulterblättern, niemals auf den Nacken. Halte deine Bauchmuskeln kraftvoll und das Becken gehoben. Kontrolliere das Gewicht deiner Beine und rolle nur so weit zurück, wie du die Kontrolle halten kannst. Halte dein Brustbein weich und deine Taille lang, um deinen Nacken zu entlasten. Kontrolliere die Bewegung auch mithilfe deiner Arme, aber halte deine Schulterblätter auf dem Boden. Kreiere einen gleichmäßigen Bogen durch deine gesamte Wirbelsäule. Die Bewegung kommt aus deiner Bauchmuskulatur. Die Zentrierung und die axiale Länge werden über den gesamten Bewegungsablauf gehalten.

TEASER II

KRAFT	MOBILISATION	DEHNUNG

BAUCH

Ziel: maximale Zentrierung und Kontrolle, Artikulation der Wirbelsäule, Mobilisation und Stabilisation der Wirbelsäule, Balance

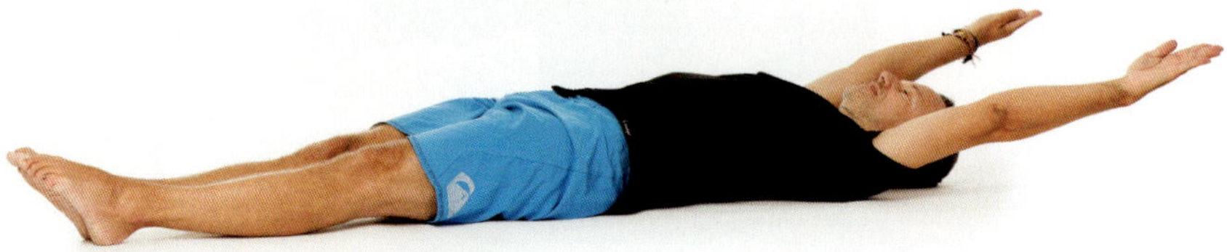

Ausgangsstellung: Rückenlage mit gestreckten und geschlossenen Beinen, die Arme sind gestreckt neben dem Kopf

Ausführung: Mit der Einatmung hebe deine Arme Richtung Decke. Mit der Ausatmung hebe deine gestreckten Beine und deinen Kopf gleichzeitig vom Boden ab. Schau auf deine Zehen und strecke deine Finger Richtung Zehen, bis du in der „V-Position" angekommen bist. Rolle ausatmend auf den Boden zurück. Kopf und Beine kommen gleichzeitig auf dem Boden an.

Zu beachten: Halte deine Beine ruhig und stabil. Halte deinen Schultergürtel organisiert. Rolle kontrolliert und ohne Schwung. Halte deine Beine gestreckt und kraftvoll geschlossen.

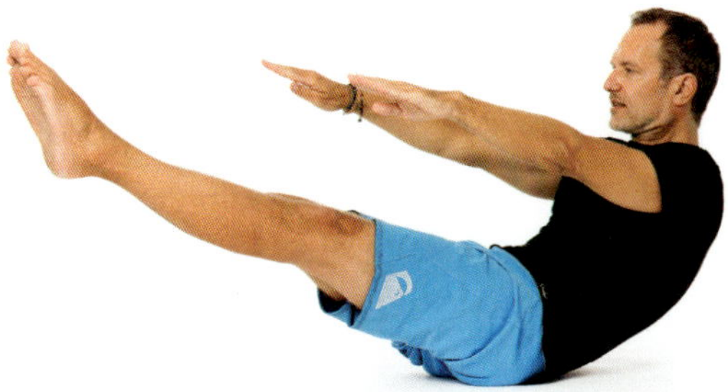

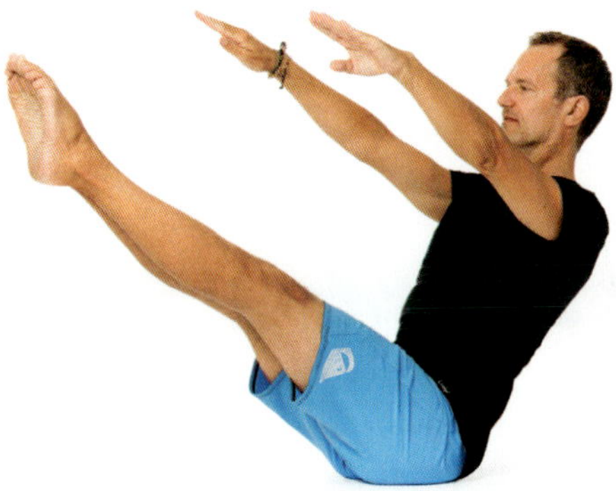

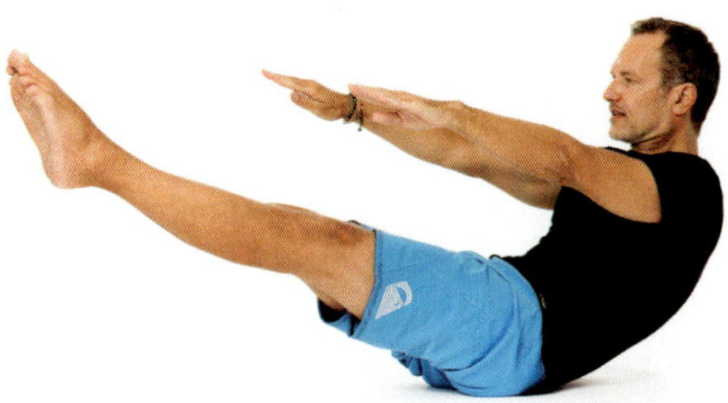

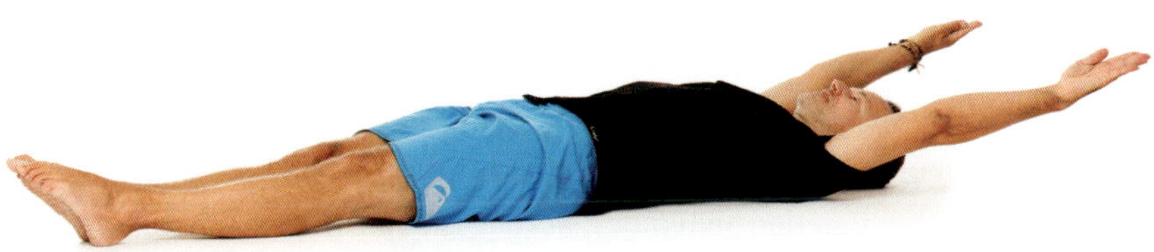

SWAN DIVE

KRAFT	MOBILISATION	DEHNUNG

RÜCKEN

Ziel: Aktivierung des gesamten Körpers, stabilisiert den Körper in Extension in einer dynamischen Bewegung, Kräftigung der gesamten Muskulatur der Körperrückseite

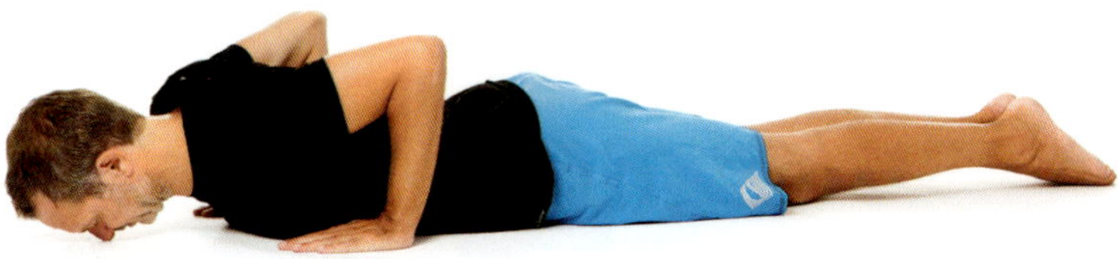

Ausgangsstellung: Bauchlage, Beine gestreckt und geschlossen, Füße gestreckt und Hände seitlich neben dem Brustkorb aufgesetzt, Finger sind lang und Handflächen zeigen nach unten

Ausführung: Mit der Ausatmung aktiviere dein Zentrum, verlängere deine Beine weit aus den Hüften, verlängere deine gesamte Wirbelsäule vom Steißbein bis zum Scheitel, schiebe deine Schulterblätter Richtung Becken und dein Brustbein nach vorne. Während du deinen Oberkörper von der Matte in einen langen gleichmäßigen Bogen rollst, stell dir vor, du schiebst mit deinem Brustbein einen kleinen Ball auf dem Boden nach vorne. Schiebe deine Hände kraftvoll in den Boden und unterstütze den unteren Rücken mit deiner Bauchmuskulatur. Wenn deine Arme komplett gestreckt sind, halte deine Schlüsselbeine weit, atme vorbereitend ein, verbinde die gesamte Rückseite deines Körpers vom Hinterhaupt bis zu den Zehen.

Mit der Ausatmung schiebe deine Arme zu den Seiten und wiege deinen Körper wie die Kufe eines Schaukelstuhls 3 x vor und zurück. Stabilisiere die Kufenform und halte deine Arme zu den Seiten gestreckt. Nach dem dritten Mal bringe deine Hände wieder in die Ausgangsstellung und fange deinen Körper in der gehobenen Position. Atme ein, um dich weiter zu verlängern, und starte ausatmend mit der nächsten Runde. Wiederhole diesen Ablauf bis zu 3 x. Nach dem letzten Durchgang kehre in die Bauchlage zurück.

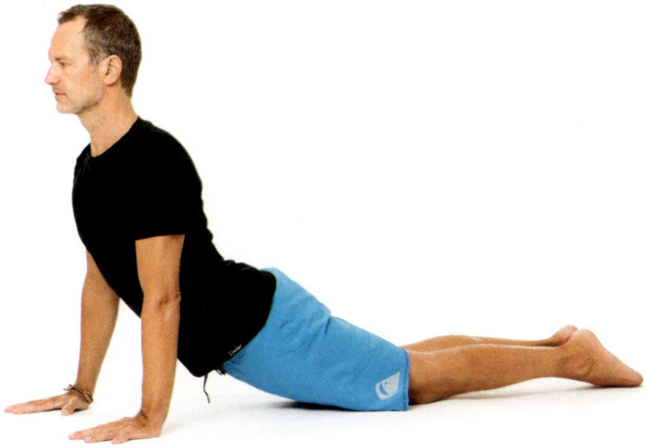

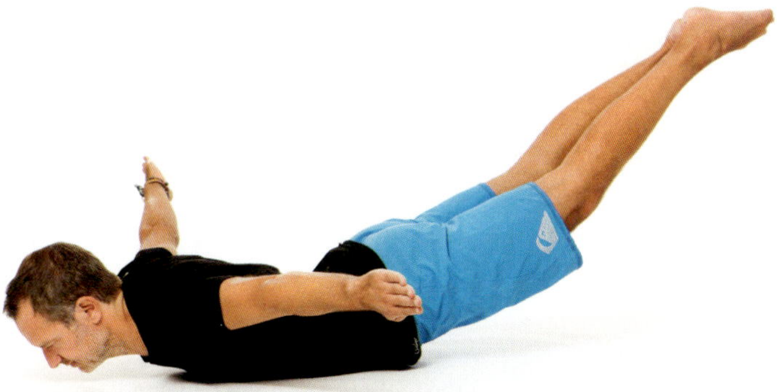

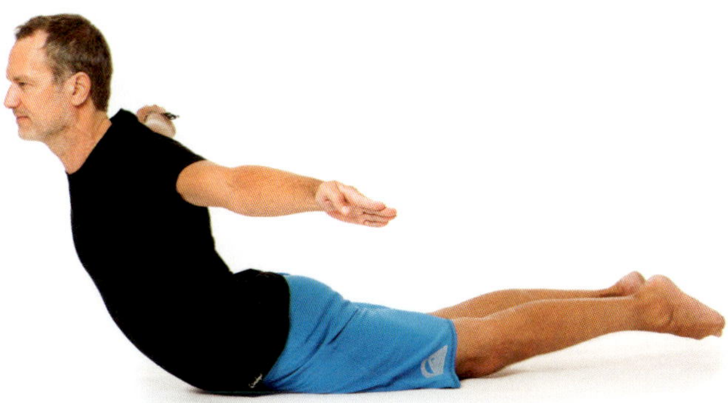

SIDE KICK KNEELING

KRAFT	MOBILISATION	DEHNUNG

SCHULTER, BEINE, PO

Ziel: Stützkraft, Kräftigung der Hüfte und der Beine

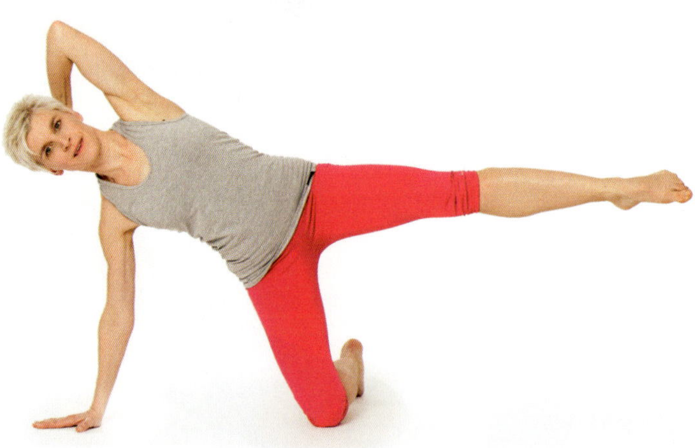

Ausgangsstellung: Seitstütz, unteres Knie gebeugt, oberes Bein gestreckt, obere Hand liegt am Hinterkopf und zieht sanft die Halswirbelsäule in die Länge

Ausführung: Mit der Einatmung beugst du dein oberes Bein in der Hüfte und führst es gestreckt nach vorne. Dein Fuß ist dabei geflext (Dorsalextension). Mit der Ausatmung strecke deinen Fuß und bringe dein Bein in langem Bogen nach hinten in die Hüftstreckung.

WICHTIG: Bleib stabil! Schiebe die Stützhand aktiv in den Boden. So zentrieren sich Schultergelenk und Rumpf.

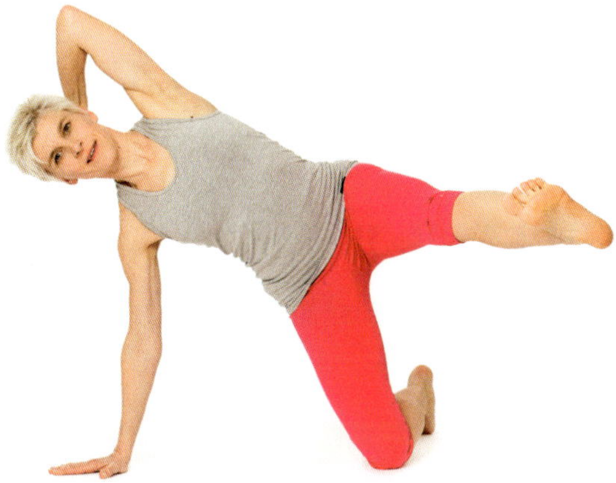

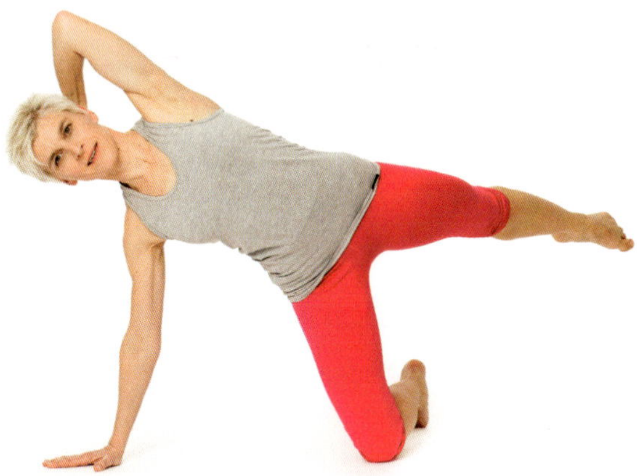

LEG PULL FRONT

KRAFT	MOBILISATION	DEHNUNG

BAUCH, SCHULTER, PO

Ziel: Kraft und Stabilität für den gesamten Körper, Kräftigung der Arme, der Schultern und des Rückens

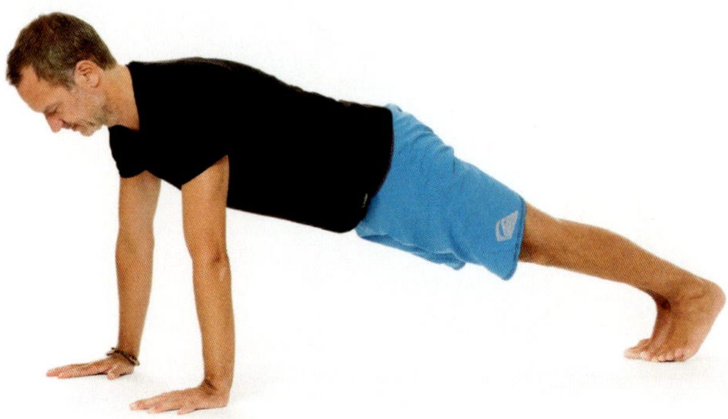

Ausgangsstellung: Liegestützposition mit Händen unter den Schultern, Fingerspitzen zeigen nach vorne und Fersen befinden sich über den Fußballen, Beine geschlossen, Kopf in Verlängerung der Wirbelsäule, Hände aktiv in den Boden gepresst

Ausführung: Mit der Ausatmung streiche deinen linken Fuß über den Boden, bis er ganz gestreckt ist. Hebe dann dein linkes Bein über die Länge vom Boden ab. Strecke das linke Bein weiter nach hinten, während du gleichzeitig die Krone deines Kopfs nach vorne streckst und deine rechte Ferse vorschiebst. Strecke dich weiterhin durch die Krone deines Kopfs, während du deine rechte Ferse nach hinten schiebst. Dann bringe deine rechte Ferse wieder direkt über deinen Fußballen, verlängere dich durch deine linke Ferse und stelle deinen linken Fuß in die Ausgangsstellung zurück. Mit der nächsten Ausatmung wiederhole die Bewegung mit deinem rechten Bein.

Zu beachten: Halte die Weite zwischen deinen Schulterblättern. Schiebe deine Hände kraftvoll in den Boden (Kraft in den Handgelenken). Deine Fingerspitzen zeigen nach vorne. Strecke deine Ellbogen und deine Knie ohne zu blockieren. Dein Becken und dein unterer Rücken bleiben neutral.

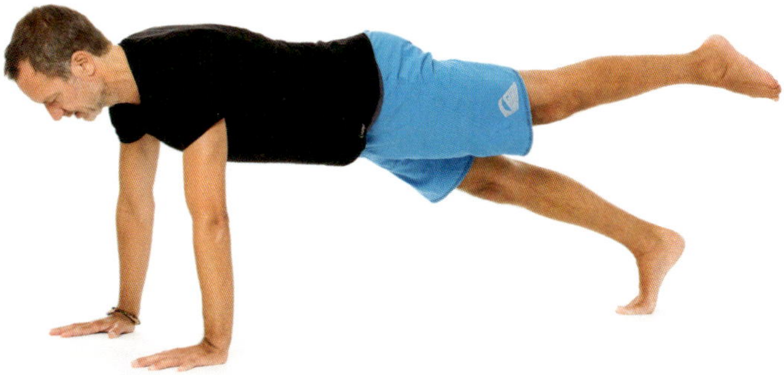

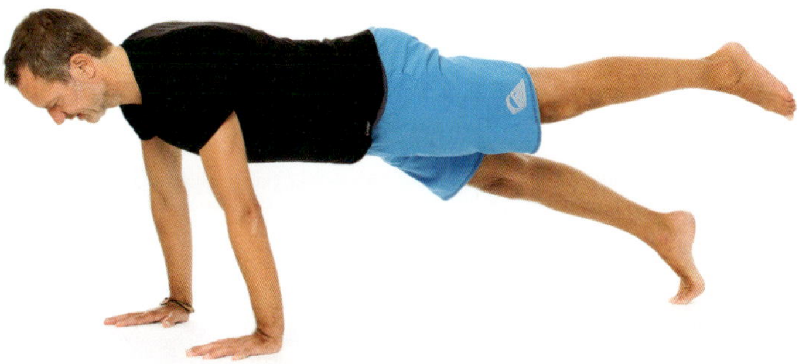

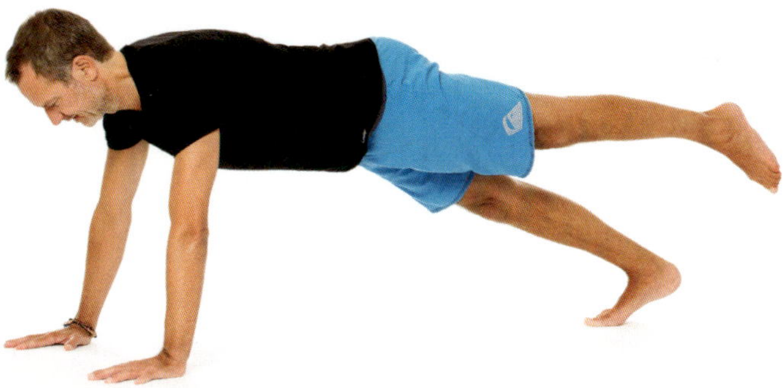

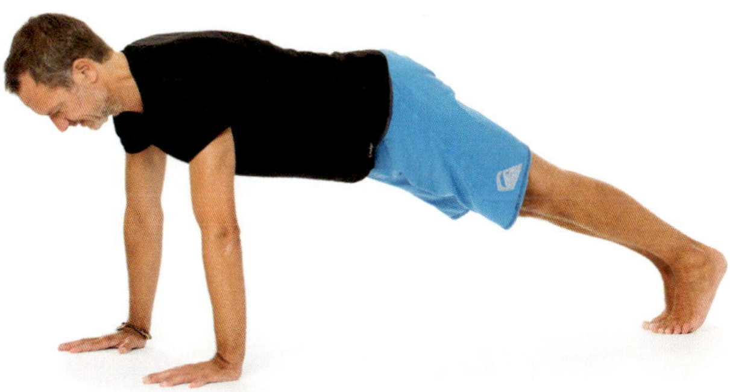

LEG PULL BACK

KRAFT	MOBILISATION	DEHNUNG

RÜCKEN, SCHULTER, BEINE

Ziel: Kraft und Stabilität für den gesamten Körper, Kräftigung der Arme, der Schultern und des Gesäßes

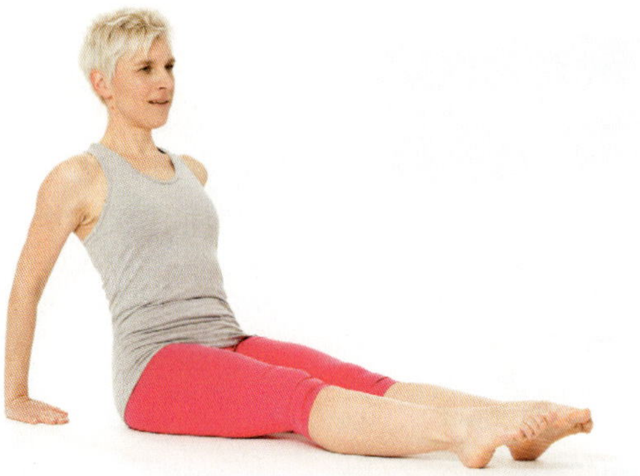

Ausgangsstellung: Sitzposition mit hinter dem Becken aufgestellten Händen, gestreckten Armen, Fingerspitzen zeigen nach vorne, Beine und Füße gestreckt

Ausführung: Mit der Ausatmung aktiviere dein Zentrum, presse deine Hände und Füße aktiv in den Boden, strecke deine Beine weit aus den Hüften und hebe dein Becken vom Boden, bis dein Körper in einer langen Linie ist. Schau auf deine Füße. Atme aus und hebe dein linkes Bein vom Boden. Schreibe mit deinen Zehen den größtmöglichen Bogen in den Raum. Am höchsten Punkt der Bewegung zieh deine Fußspitze heran für mehr Dehnung deiner Beinrückseite. Einatmend führe dein gestrecktes linkes Bein mit angezogener Fußspitze auf den Boden zurück. Strecke dich mit deiner Ferse weit in den Raum. Wechsle die Seite.

Zu beachten: Halte die Weite zwischen deinen Schulterblättern und den Nacken lang. Der Kopf wird aktiv gehalten und fällt weder nach hinten noch nach vorne. Schiebe deine Hände kraftvoll in den Boden (Kraft in den Handgelenken), deine Fingerspitzen zeigen nach vorne. Strecke deine Ellbogen und deine Knie ohne zu blockieren. Dein Becken und dein unterer Rücken bleiben neutral. Halte die Rippen integriert, verlängere dich zwischen den Fußsohlen und der Krone deines Kopfs. Hebe dein Bein über die Länge vom Boden ab.

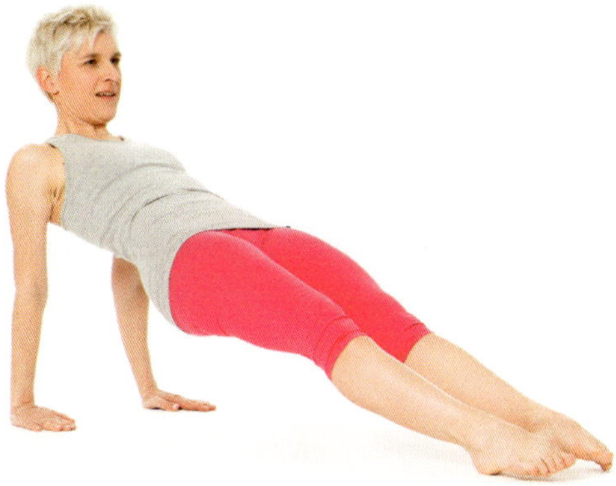

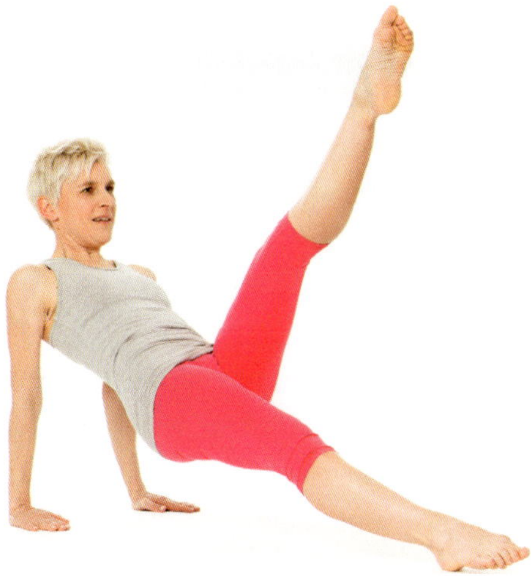

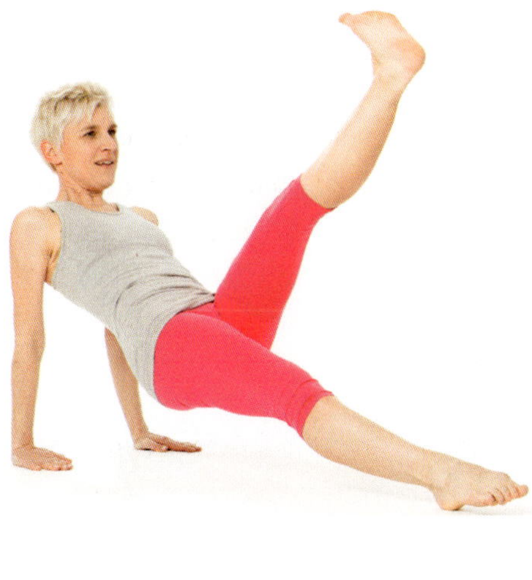

SIDE BEND II

KRAFT	MOBILISATION	DEHNUNG

SCHULTER

Ziel: Kraft und Stabilität im Seitstütz, Förderung der Balance, Kräftigung der Arme und Schultern, Kräftigung und Dehnung der Seiten des Körpers

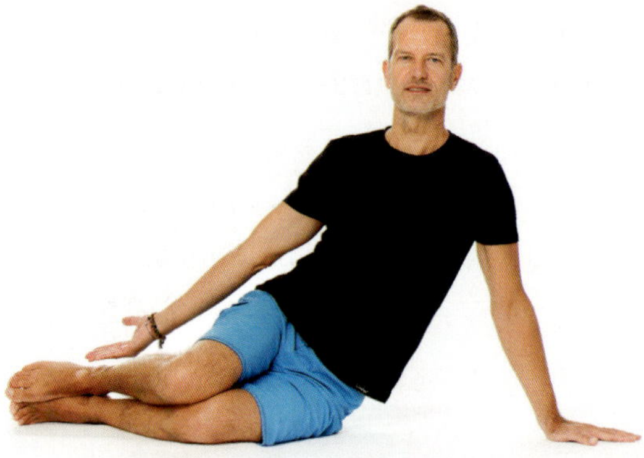

Ausgangsstellung: seitlich auf linker Hüfte sitzend, Beine gebeugt und direkt übereinander, linke Hand links neben dem Becken aufgestellt, linker Arm gestreckt und Finger zeigen nach links, rechte Hand liegt auf rechtem Fußknöchel; Fußsohlen, Becken, Rumpf und linke Hand in einer Linie

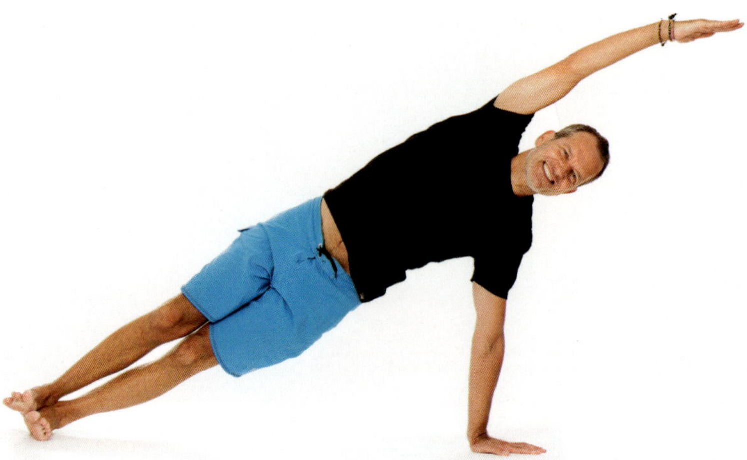

Ausführung: Mit der Einatmung schiebe deine linke Fußaußenkante und deine linke Hand kraftvoll in den Boden. Ausatmend aktiviere dein Zentrum und hebe dein Becken vom Boden ab. Der rechte Arm fließt im großen Bogen über die Decke Richtung Kopf und du streckst deinen Körper von den Fußsohlen bis in die Krone deines Kopfs.

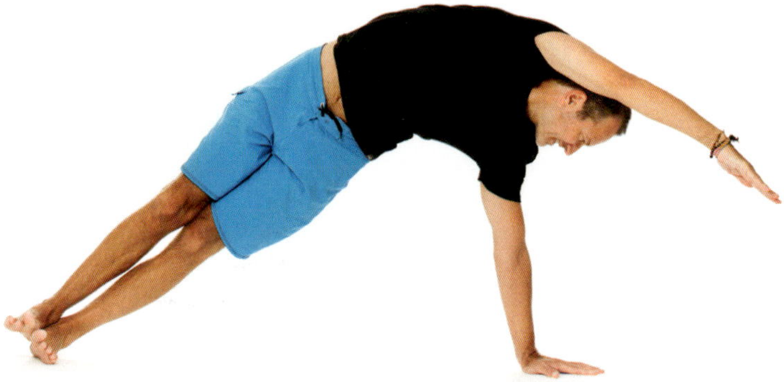

Immer noch ausatmend verlängere dich weiter, schiebe dein Becken höher Richtung Decke und schau neben deiner linken Hand auf den Boden.

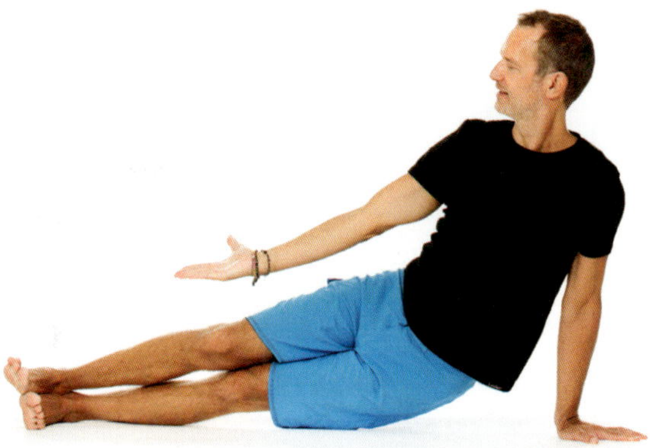

Einatmend führe deinen rechten Arm zurück an die Seite deines Körpers, strecke deine Finger in die Richtung deiner Füße, schaue in Richtung der Füße und senke dein Becken mit gestreckten Beinen Richtung Boden. 2–3 x wiederholen, dann die Beine beugen und in die Ausgangsstellung zurückkommen. Wechsle die Seite.

Zu beachten: Halte die Weite zwischen den Schulterblättern. Schiebe deine Hand kraftvoll in den Boden. Strecke deinen Ellbogen ohne zu blockieren. Dein Becken bleibt in der Frontalebene. Halte deine Rippen integriert. Verlängere dich zwischen deinen Fußsohlen und der Krone deines Kopfs. Atme ruhig und kraftvoll.

PUSH UP SERIES

KRAFT	MOBILISATION	DEHNUNG

GANZKÖRPER

Ziel: Kräftigung der Arme, Schultern, Brust und des oberen Rückens, Dehnung der Beinrückseiten, Kräftigung des Zentrums

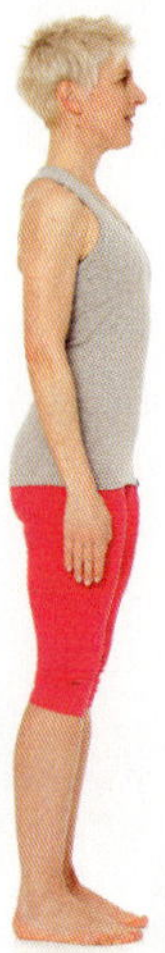

Ausgangsstellung: neutraler Stand, Arme lang neben dem Körper

Ausführung: Mit der Einatmung strecke deine Arme zur Decke und schiebe deine Füße aktiv in den Boden. Mit der Ausatmung aktiviere dein Zentrum, senke deine Arme auf Schulterhöhe und rolle dich in einem langen, gleichmäßigen Bogen nach vorne, bis deine Hände den Boden berühren.

Schiebe deine Hände kraftvoll in den Boden und höhle deine Bauchdecke. Wandere in vier Schritten mit den Händen nach vorne bis in eine Liegestützhaltung. Deine Hände befinden sich unter deinen Schultern und deine Fingerspitzen zeigen nach vorne. Deine Beine sind gestreckt und deine Fersen über den Fußballen. Dein Körper bildet eine lange Linie vom Scheitel bis zur Fußsohle.

Beuge mit der Einatmung die Arme eng an den Seiten deines Körpers und verlängere dich dabei nach vorne. Mit der Ausatmung strecke deine Arme kraftvoll.

Wandere in vier Schritten mit den Händen zurück zu deinen Füßen, dabei schiebe deine Sitzknochen nach hinten oben.

Mit der Ausatmung schiebe Füße und Hände kraftvoll in den Boden, dann löse deine Hände und rolle Wirbel für Wirbel zurück in den aufrechten Stand und hebe deine Arme zur Decke. Kreise deine Arme über die Seite nach unten, während du deinen Scheitel Richtung Decke verlängerst. 3-5 x wiederholen.

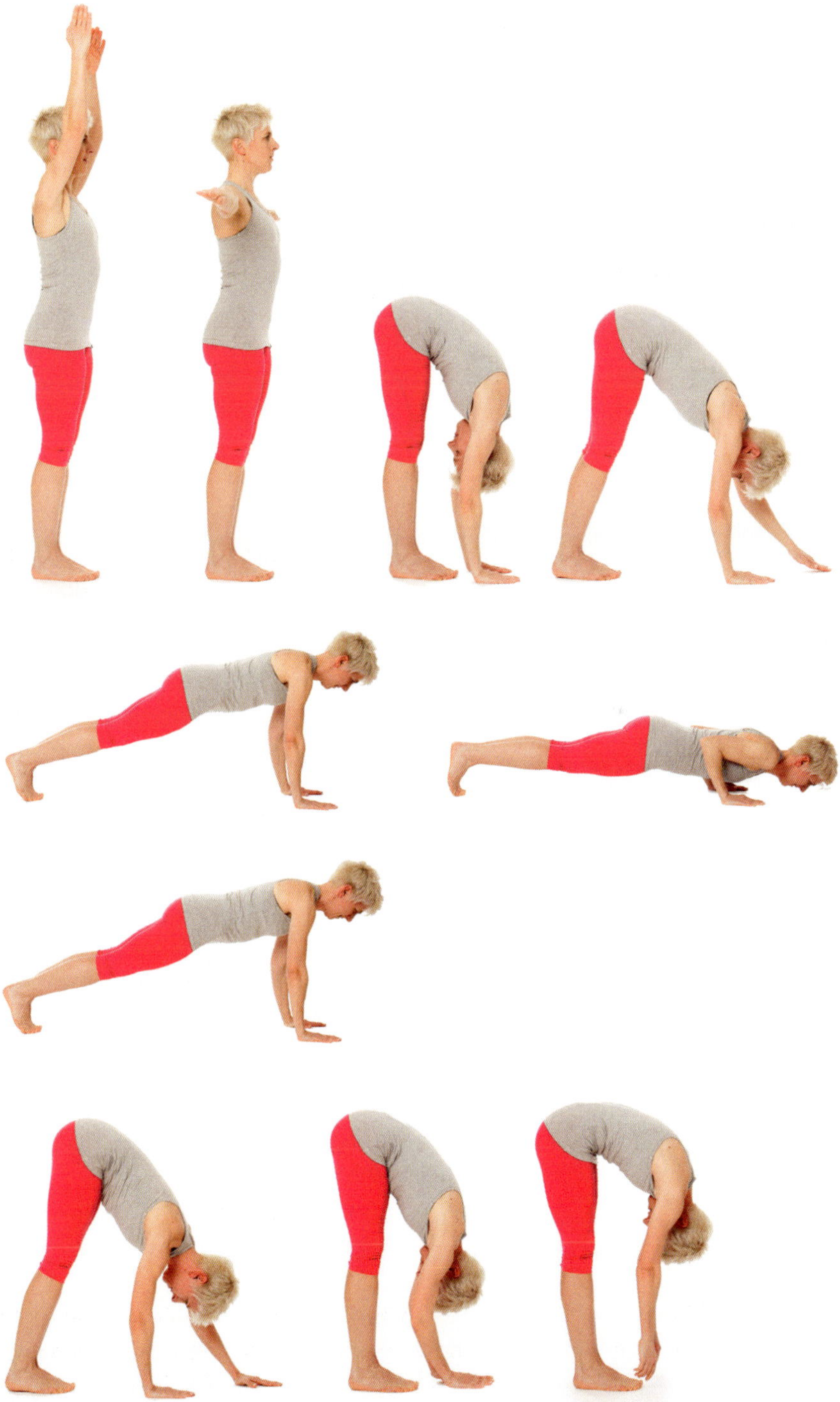

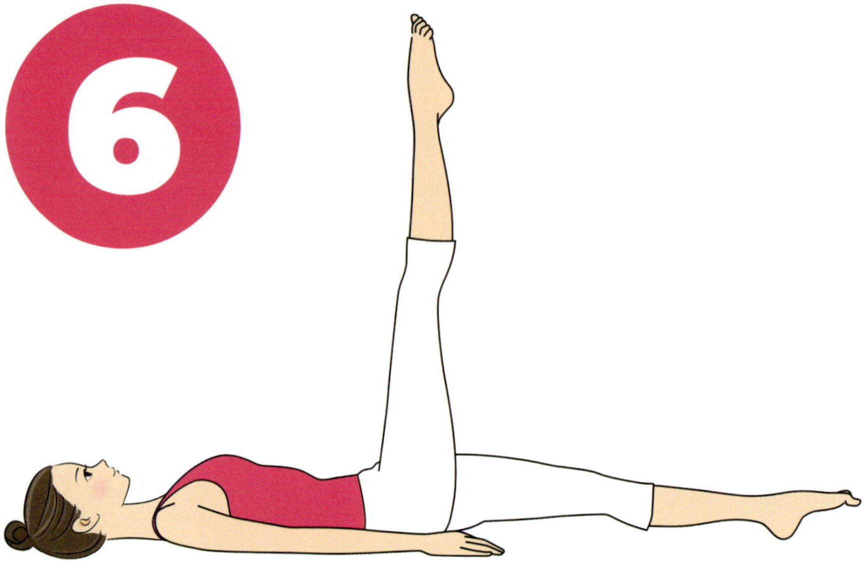

6 DIE ÜBUNGSFOLGEN/ WORKOUTS

Nachdem du im ersten Teil des Buches die Übungen für dein Level angeschaut hast, geht es jetzt an die praktische Umsetzung und du wirst aktiv. Das Wichtigste hierbei: Nimm dir Zeit, die Übungen auszuführen und zu erfahren. Achte bewusst auf die Signale deines Körpers (Atmung, richtige Position) und lass dir dabei Zeit, die Übungen kontrolliert, achtsam und auf ganzheitlicher Ebene zu meistern.

> ***Contrology ist die vollständige Koordination von Körper, Geist und Seele.***
>
> Joseph H. Pilates

(Contrology ist der ursprüngliche Name der Pilates-Methode – A. d. A.)

Die Pilates-Methode ist nicht nur eine Abfolge von Übungen. Wenn sie als ganzheitliches System zur Verbesserung und Erhaltung der eigenen Gesundheit verstanden wird, unterstützt sie auf natürliche Weise die Grundelemente einer gesunden Lebensweise: Atmung, Bewegung, Fokus auf das Wesentliche und Integration.

> ***Vor allem lerne richtig zu atmen.***
>
> Joseph H. Pilates

Bei allem, was wir neu lernen, sei es eine Sprache, ein Instrument oder eine neue Bewegung, entscheiden vier Faktoren über den Erfolg: Spezifität, Wiederholung, Intensität und Zeit.

- Spezifität bedeutet in diesem Fall die Wahl deines Übungslevels. Egal, ob du bisher in deinem Leben eher sportlich oder eher unsportlich unterwegs warst, starte am Anfang (Einsteiger), wenn du mit den Pilates-Übungen beginnst.
- Übe regelmäßig (Wiederholung) - drei- bis fünfmal die Woche. Die Länge der Übungsfolgen - 10 und 30 Minuten - gibt dir die Möglichkeit, diese auch in einen vollen Tagesplan zu integrieren.
- Wähle den Umfang des Trainings (Intensität) nach deiner Tagesform. Brauchst du ein „Hallo Wach!" am Morgen, einen kleinen „Stubser", um in den Tag zu starten, dann wähle das kurze Morgen-Workout. Kannst du morgens schon Bäume ausreißen, gönne dir das 30-minütige Training. Brauchst du eher etwas zum „Abschalten", sind die Übungsfolgen für den Abend eine gute Option.
- Plane regelmäßig Zeit für dein Training in deinen Tagesablauf ein. Mache aus dem Training ein festes Ritual. Eine feste Verabredung mit deiner Matte erleichtert nicht nur den Einstieg, sondern hilft auch beim Durchhalten.

Mit der Zeit wirst du spüren, wie dein Körper und dein Wohlgefühl sich verbessern. Bleibst du dabei, wirst du sehen wie dein Körper sich positiv verändert und nach einigen Monaten des Übens wirst du dich wie ein neuer Mensch fühlen.

> ***Nach 10 Stunden spürst du den Unterschied, nach 20 siehst du ihn, nach 30 hast du einen neuen Körper.***
>
> Joseph H. Pilates

Um dir den Einstieg zu erleichtern, haben wir dir für die drei Level (Einsteiger, Fortgeschritten und Profi) jeweils vier Übungsfolgen zusammengestellt. Diese sind unterteilt in zwei Morgen-Workouts (aktivierend) und zwei Abend-Workouts (beruhigend), jeweils eine 10-minütige und 30-minütige Alternative. Du kannst aber auch gerne die Abend-Workouts am Morgen und die Morgen-Workouts am Abend ausführen, wenn du dich danach fühlst.

Nachdem du einige Erfahrung mit den „fertigen" Übungsfolgen gesammelt hast, gibt es im abschließenden Teil des Buches die Möglichkeit, eigene Sequenzen zu erstellen und Schwerpunkte (Kraft, Mobilisation, Dehnung) zu setzen. So kannst du dein Training weiter individualisieren und deinen Bedürfnissen gerecht trainieren.

Viel Freude beim Üben!

WAKE UP – ÜBUNGSFOLGEN FÜR DEN MORGEN

Hast du schon einmal kleine Kinder oder Tiere beobachtet, die nach einer längeren Schlafphase aufwachen? Zuerst gähnen sie herzhaft und laut, dann recken und strecken sie sich in alle Richtungen. Danach kann der Tag beginnen. Während des Schlafens entspannen die Muskeln und nach der Ruhepause brauchen sie erst einen Impuls, um wieder genügend Spannung für die Aktivität aufzubauen. Gähnen sorgt für eine erhöhte Sauerstoffaufnahme, die wiederum den Kreislauf anregt. Strecken und Recken ist wie ein morgendliches Entknittern der in der Nacht entstandenen Falten im Gewebe. Der bindegewebige Ganzkörperanzug wird wieder in Form und auf Maß gebracht. Ein gutes Sportprogramm direkt nach dem Aufstehen vertreibt die Müdigkeit, macht den Kopf frei und regt die Fettverbrennung an. Man fühlt sich einfach wohl und gestärkt. Ähnliche Effekte erzielst du auch nach einer langen Autofahrt oder einem scheinbar nie enden wollenden Tag am Schreibtisch. Die hier vorgestellte Übungsfolge „Wake Up" zielt auf das Aktivieren und erfrischt am Morgen genauso gut wie nach einer anstrengenden Arbeitsphase am Nachmittag.

TIPPS: Bitte nutze diese Folge wirklich nur, wenn du nach der Einheit aktiv sein kannst.

Für eine Trainingseinheit am späten Abend ist sie nicht geeignet. Dafür solltest du eines unserer „Good Night"-Übungsprogramme wählen.

Gerade in der dunklen Jahreszeit hilft diese Folge zu einem gelungenen Start in den Tag.

Level - Einsteiger / Dauer - 10 Minuten

1. Hundred I - 2 x 50 oder 1 x 100
2. Single Leg Stretch - 5 x/ Seite
3. Dart - 30-60 Sek. halten
4. Cobra - 5 x
5. Side Plank - 30-60 Sek. halten

1

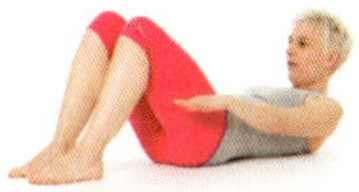

HUNDRED I

2

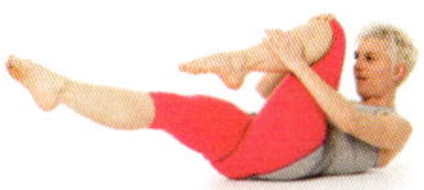

SINGLE LEG STRETCH

3

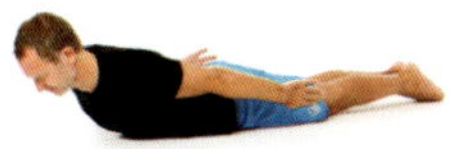

DART

4

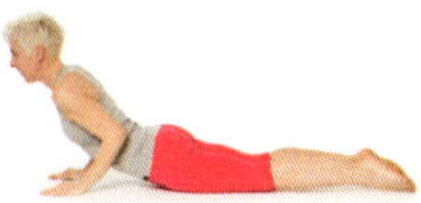

COBRA

5

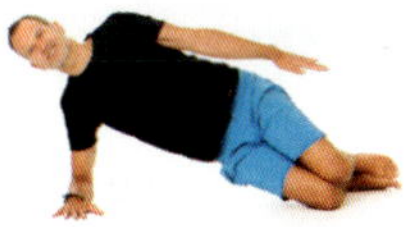

SIDE PLANK

PILATES DIE 50 BESTEN ÜBUNGEN

Level – Einsteiger / Dauer – 30 Minuten

1. Basic Bridging – 3 x
2. Low Abs I – 5 x/Seite
3. Curl Up – 5 x
4. Hundred I – 2 x 50 oder 1 x 100
5. Half Roll Back – 3-5 x
6. Roll Over Prep. – 3 x
7. Single Leg Stretch – 5-8 x/Seite
8. Spine Stretch – 3 x
9. Dart – 30-60 Sek. halten
10. Cobra – 5 x
11. Side Kick – 5 x/Seite/Variation
12. Stretching Dog – 5 x pro Seite
13. Side Plank – 30-60 Sek. halten
14. Cat Stretch – 3-5 x

1

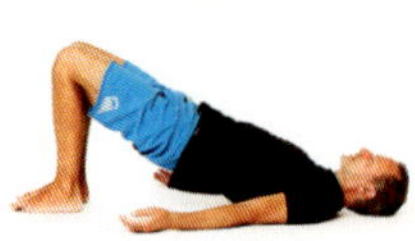

BASIC BRIDGING

2

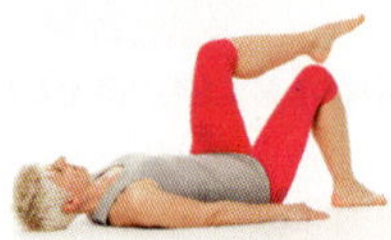

LOW ABS I

3

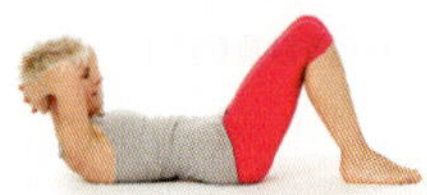

CURL UP

4

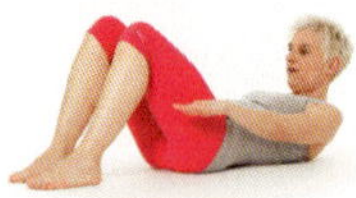

HUNDRED I

5

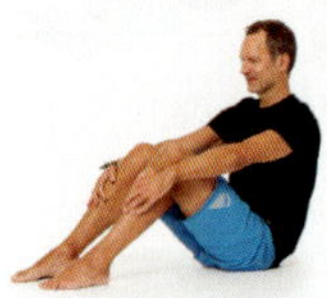

HALF ROLL BACK

6

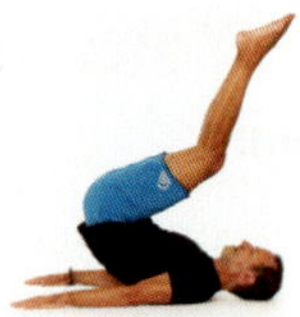

ROLL OVER PREP.

7

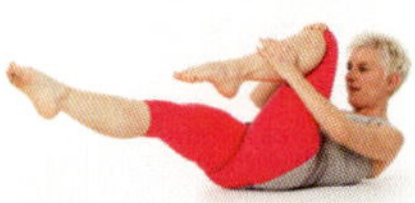

SINGLE LEG STRETCH

8

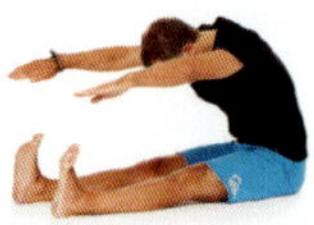

SPINE STRETCH

9

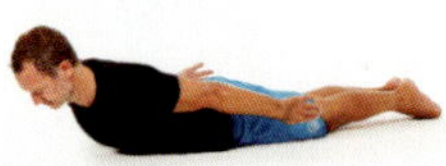

DART

10

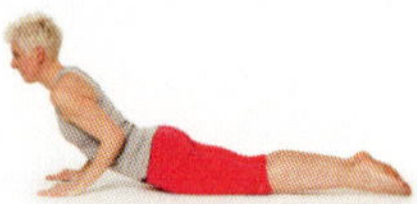

COBRA

11

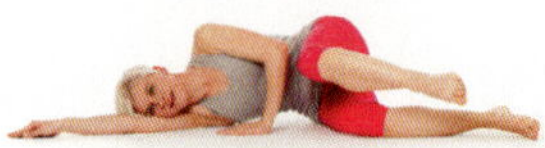

SIDE KICK

12

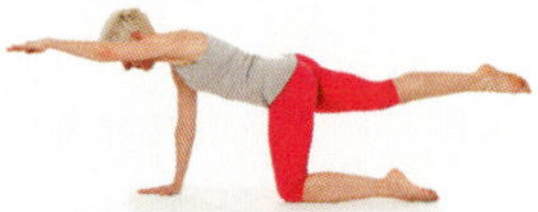

STRETCHING DOG

13

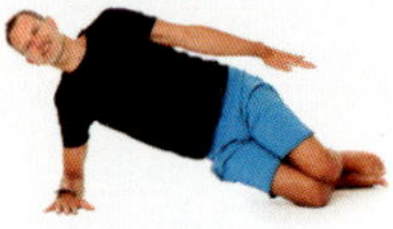

SIDE PLANK

14

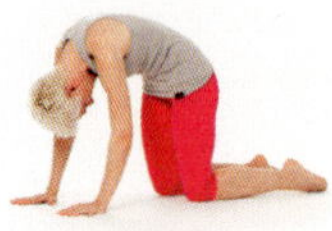

CAT STRETCH

Level – Fortgeschritten / Dauer – 10 Minuten

1. Hundred I – 100 x
2. Roll Up – 5 x
3. Double Leg Stretch – 6 x
4. Swimming – 50 x
5. Control Front – 30–60 Sek. halten
6. Up Stretch – 1 x
7. Standing Roll Down – 1 x

1

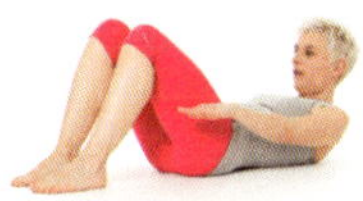

HUNDRED I

2

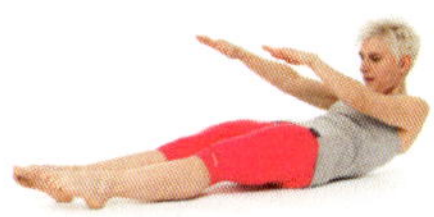

ROLL UP

3

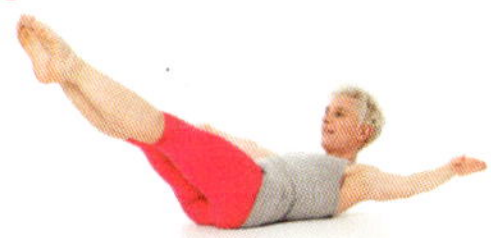

DOUBLE LEG STRETCH

4

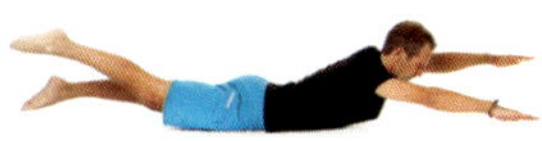

SWIMMING

5

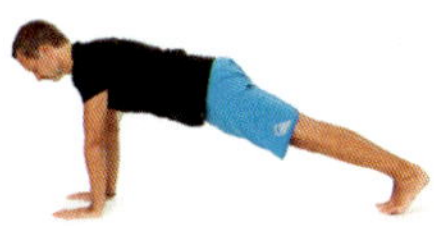

CONTROL FRONT

6

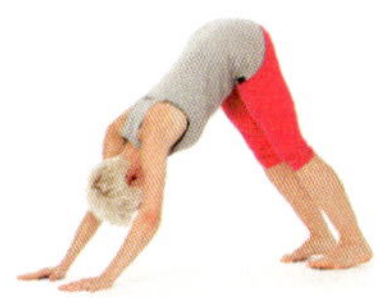

UP STRETCH

7

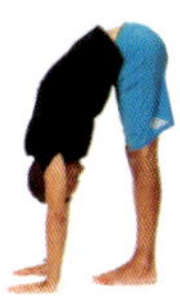

STANDING ROLL DOWN

Level - Fortgeschritten / Dauer - 30 Minuten

1. Basic Bridging - 3-5 x
2. Low Abs II - 5 x/Seite
3. Curl Up - 5-8 x
4. Hundred I - 100 x
5. Roll Up - 5-8 x
6. Roll Over Prep. - 3 x
7. Leg Circle - 5 x/ Richtung/ Seite
8. Rolling like a Ball - 8 x
9. Single Leg Stretch - 5-8 x/Seite
10. Criss Cross - 5 x/Seite
11. Spine Stretch - 3 x
12. Saw - 3 x/ Seite
13. Single Leg Kick - 5-8 x/Bein
14. Swimming - 50-100 x
15. Side Kick Kneeling - 5 x/Variation/ Seite
16. Control Back - 30-60 Sek. halten
17. Control Front - 30-60 Sek. halten
18. Up Stretch - 1 x
19. Standing Roll Down - 1 x

1

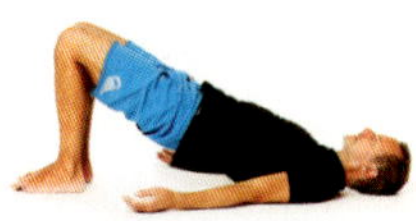

BASIC BRIDGING

2

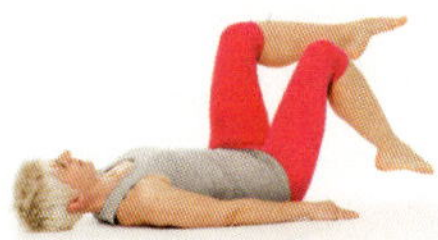

LOW ABS II

3

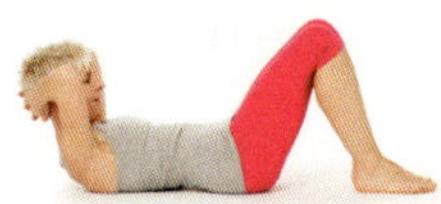

CURL UP

4

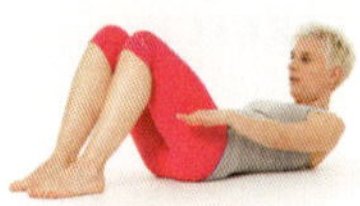

HUNDRED I

5

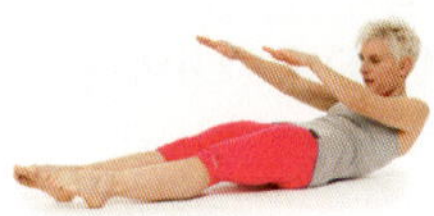

ROLL UP

6

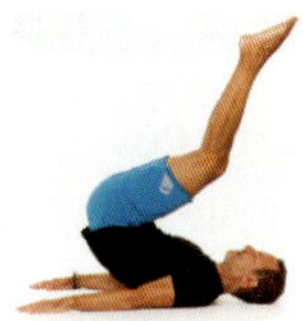

ROLL OVER PREP.

7

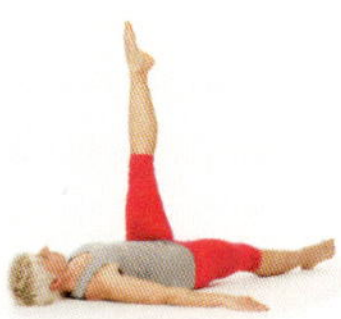

LEG CIRCLE

8

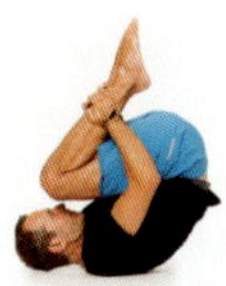

ROLLING LIKE A BALL

9

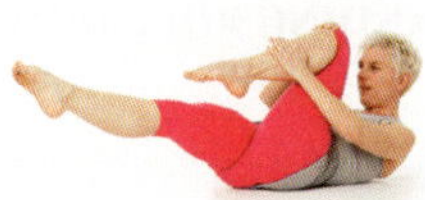

SINGLE LEG STRETCH

10

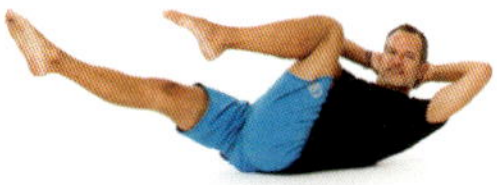

CRISS CROSS

11

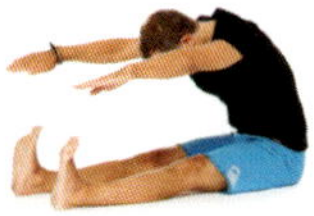

SPINE STRETCH

12

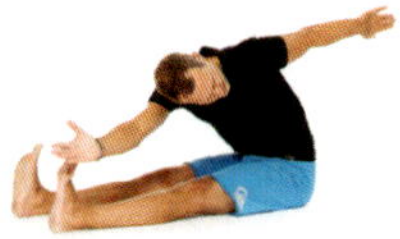

SAW

13

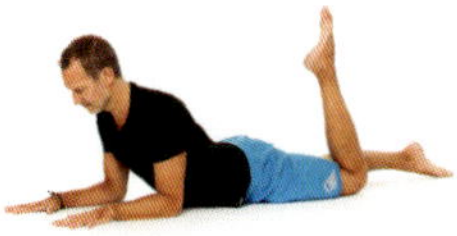

SINGLE LEG KICK

14

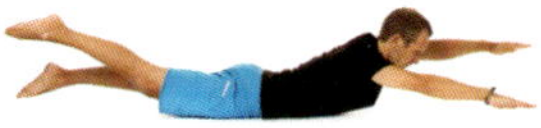

SWIMMING

15

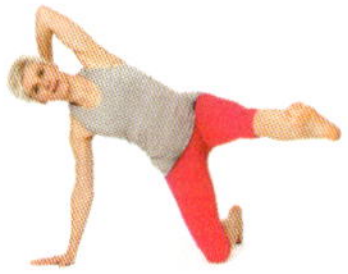

SIDE KICK KNEELING

16

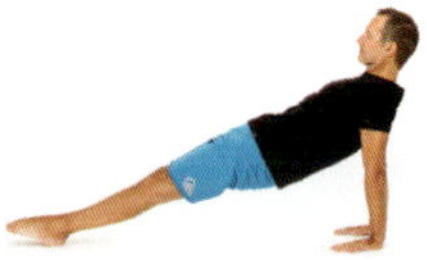

CONTROL BACK

17

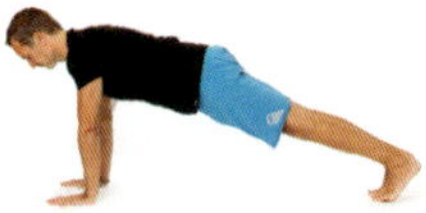

CONTROL FRONT

18

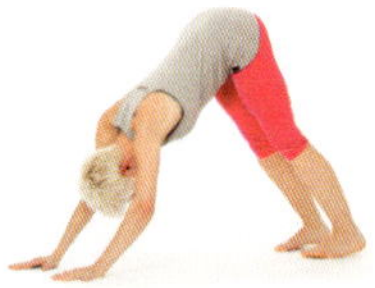

UP STRETCH

19

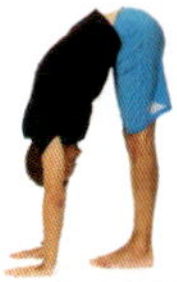

STANDING ROLL DOWN

Level – Profis / Dauer – 10 Minuten

1. Hundred II – 100 x
2. Roll Up – 5 x
3. Double Leg Stretch – 5 x
4. Spine Twist – 3 x/Seite
5. Side Bend II – 1 x/Seite
6. Swan Dive – 5 x
7. Push Up Series – 1 x mit 3–5 Push Ups

1

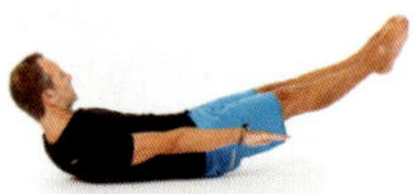

HUNDRED II

2

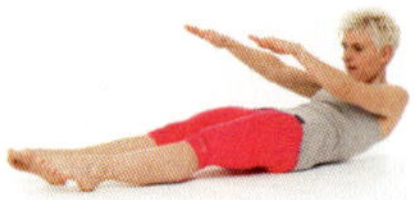

ROLL UP

3

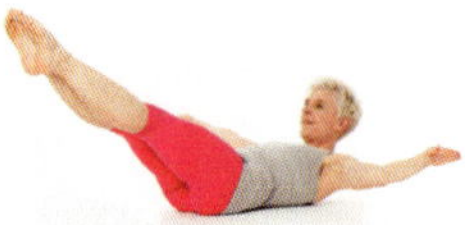

DOUBLE LEG STRETCH

4

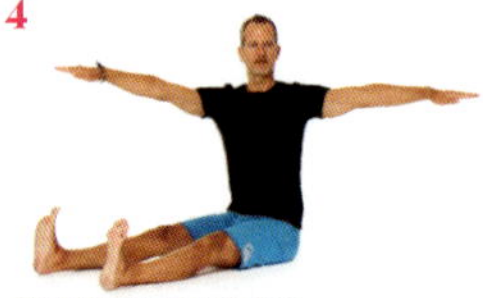

SPINE TWIST

5

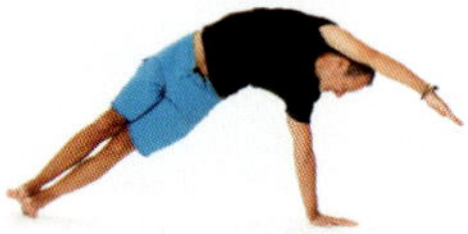

SIDE BEND II

6

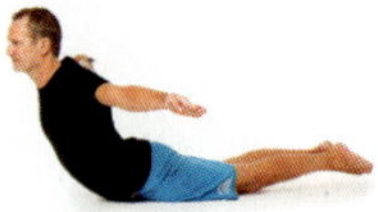

SWAN DIVE

7

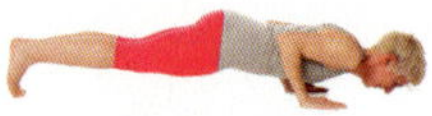

PUSH UP SERIES

Level – Profis / Dauer – 30 Minuten

1. Hundred II – 100 x
2. Roll Up – 5 x
3. Roll Over – 3 x/Richtung
4. Rolling like a Ball (Rolling Back) – 5–8 x
5. Single Leg Stretch – 5–8 x/Seite
6. Double Leg Stretch – 5–8 x
7. Criss Cross – 5 x/Seite
8. Leg Pull Back – 3 x/Bein
9. Spine Twist – 3 x/Seite
10. Side Bend II – 3 x/Seite
11. Swan Dive – 5 x
12. Side Kick Kneeling – 3–5 x/Seite
13. Push Up Series – 1–3 x/ Anzahl der Push Ups auf bis zu 5 x steigern

1

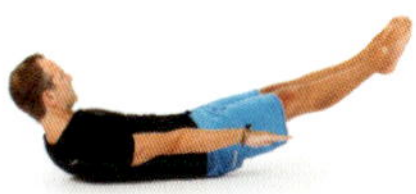

HUNDRED II

2

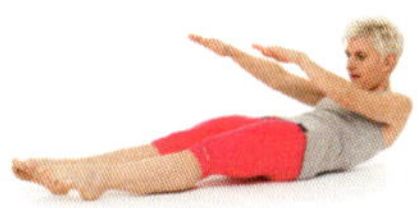

ROLL UP

3

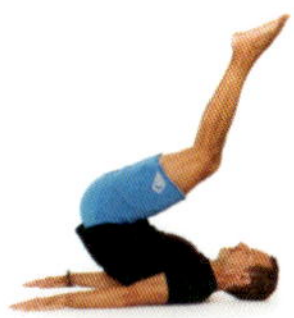

ROLL OVER PREP.

4

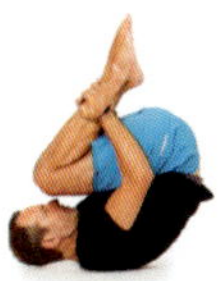

ROLLING LIKE A BALL

5

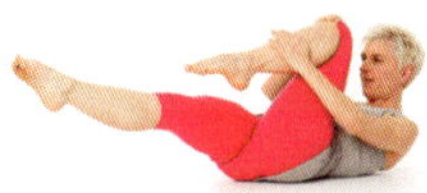

SINGLE LEG STRETCH

6

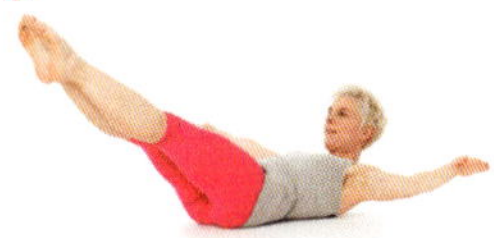

DOUBLE LEG STRETCH

7

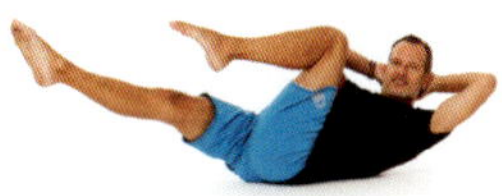

CRISS CROSS

8

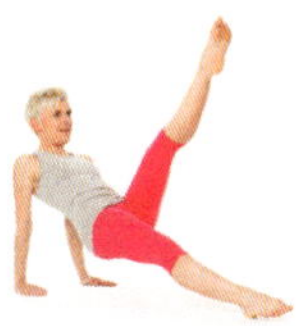

LEG PULL BACK

9

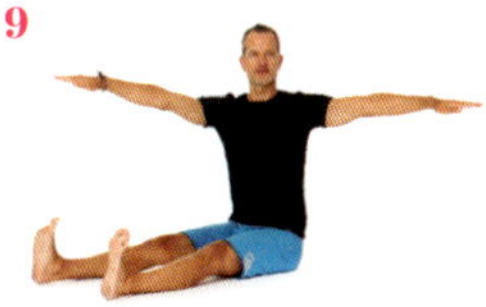

SPINE TWIST

10

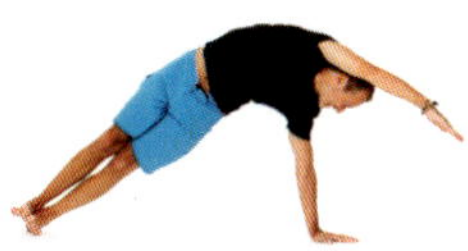

SIDE BEND II

11

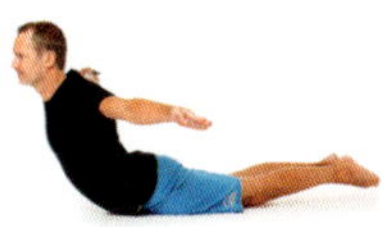

SWAN DIVE

12

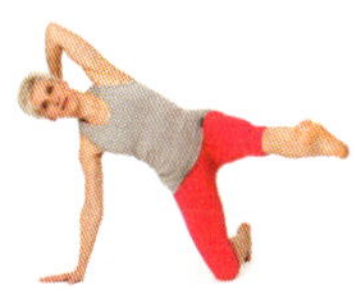

SIDE KICK KNEELING

13

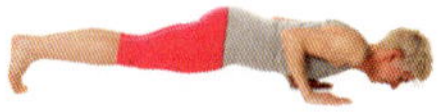

PUSH UP SERIES

GOOD NIGHT – ÜBUNGSFOLGEN FÜR DEN ABEND

Der Abend ist die Phase des Zur-Ruhe-Kommens, der Regeneration, des Krafttankens und des Aufbaus. Sanfte Bewegungen in Verbindung mit einer ruhigen Atmung sowie lösendes Recken und Strecken können uns hierbei unterstützen und Spannungen, die durch langes Sitzen, einseitiges Bewegen und Überlastung im Alltag entstanden sind, lösen. Zudem regt ruhiges, die Ausatmung betonendes Atmen das parasympathische Nervensystem an. Der Parasympathikus ist zuständig für erholende und aufbauende Prozesse im Körper, welche nicht in körperlichen oder geistigen Stresssituationen ablaufen können. Darum wäre in dieser Phase des Tages ein hartes, forderndes Training kontraproduktiv. Vermeide auch intensive Rückbeugen, da sie dich eher wach und munter machen, und wähle lieber entspannte Vorwärtsbeugen, da diese das Loslassen fördern.

Dieses Programm ist ein sanftes Training für deine Regeneration, es macht den Kopf frei und erlaubt dir loszulassen. Und nach ein wenig Bewegung schmeckt das Abendessen noch besser.

TIPPS: Dieses Übungsprogramm soll dich herunterfahren und abschalten lassen. Wenn du wach und aktiv sein möchtest, wähle eine Übungsfolge aus unserem „Wake Up"-Programm.

Auch wenn du das Gefühl hast, einfach nur auf die Couch zu wollen, wird es dir nach diesem Programm deutlich besser gelingen, den Tag hinter dir zu lassen. Und es sind nur einige Minuten!

Level - Einsteiger / Dauer - 10 Minuten

1. Basic Bridging - 5 x
2. Thread a Needle - 3 x/Seite
3. Side Bend I - 1 x/Seite
4. Atmung und Loslassen in Rückenlage - einige Min.

1

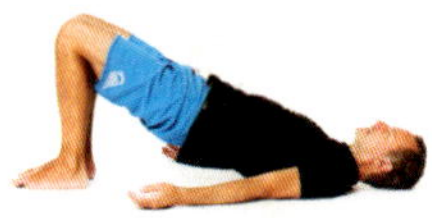

BASIC BRIDGING

2

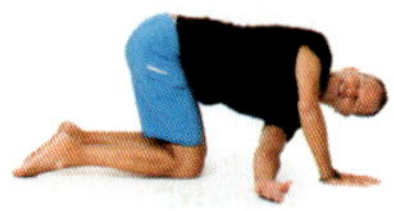

THREAD A NEEDLE

3

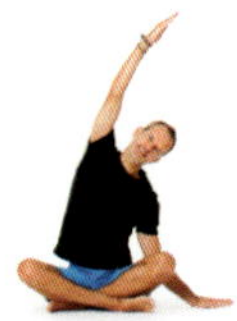

SIDE BEND I

4

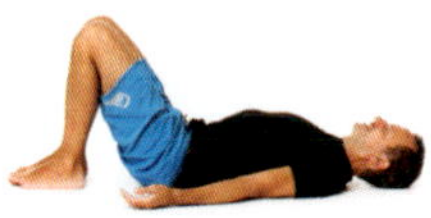

LOSLASSEN

Level – Einsteiger / Dauer – 30 Minuten

1. Atmung – 1–3 Minuten
2. Basic Bridging – 5 x
3. Scapular Reach – 5–8 x/Seite
4. Arm Circles – 5–8 x/Richtung
5. Side Bend I – 1 x/Seite
6. Thread a Needle – 3–5 x/Seite
7. Hip Stretch – 30–60 Sek./Seite
8. Cobra – 3–5 x
9. Atmung und Loslassen – einige Min.

1

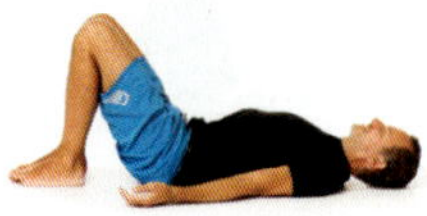

ATMUNG

2

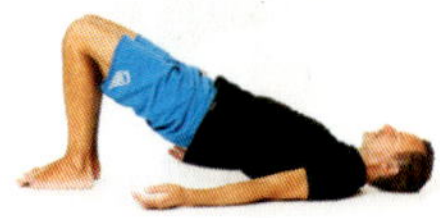

BASIC BRIDGING

3

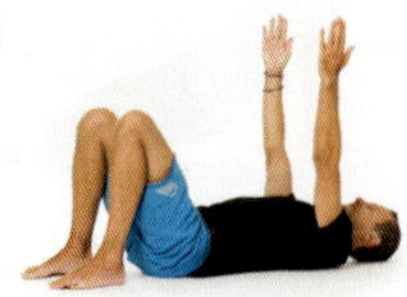

SCAPULAR REACH

4

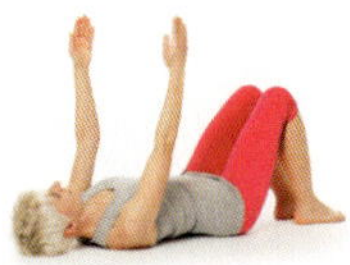

ARM CIRCLES

5

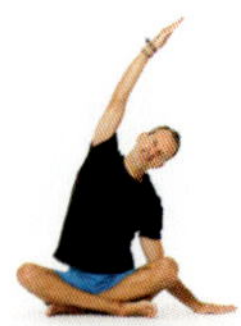

SIDE BEND I

6

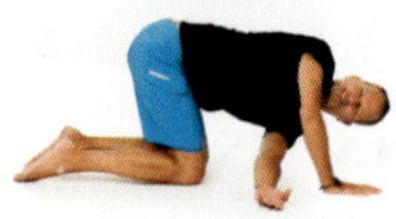

THREAD A NEEDLE

7

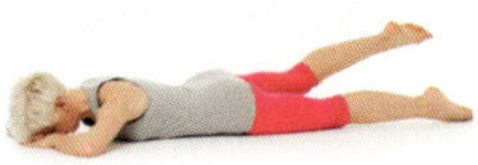

HIP STRETCH

8

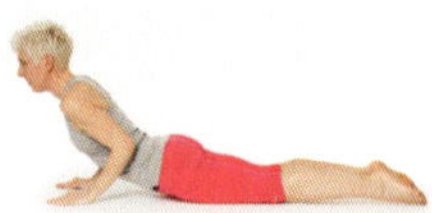

COBRA

9

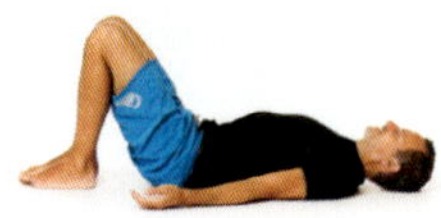

LOSLASSEN

Level – Fortgeschritten / Dauer – 10 Minuten

1. Cat Stretch – 5 x
2. Thread a Needle – 3-5 x/Seite
3. Side Bend I – 3-5 x/Seite
4. Atmung und Loslassen in Rückenlage – einige Min.

1

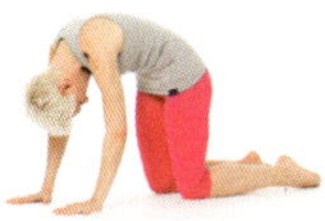

CAT STRETCH

2

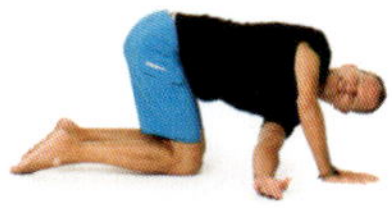

THREAD A NEEDLE

3

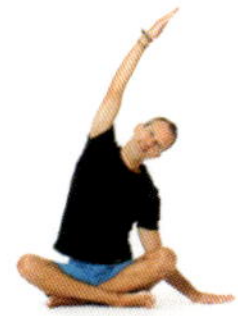

SIDE BEND I

4

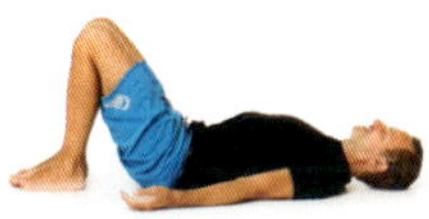

LOSLASSEN

Level - Fortgeschritten / Dauer - 30 Minuten

1. Atmung und Loslassen - einige Min.
2. Cat Stretch - 3-5 x
3. Thread a Needle - 3-5 x/Seite
4. Hip Stretch - 30-60 Sek./Seite
5. Side Bend I - 3-5 x/Seite
6. Spine Stretch - 3 x
7. Saw - 3 x/Seite
8. Scapular Reach - 5 x/Seite
9. Arm Circles - 5 x/Richtung
10. Rolling like a Ball - einige Male
11. Basic Bridging - 5 x
12. Atmung und Loslassen - einige Min.

1

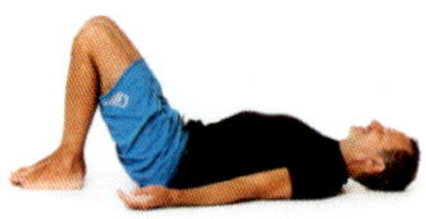

LOSLASSEN

2

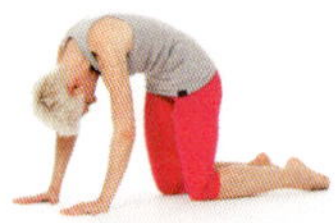

CAT STRETCH

3

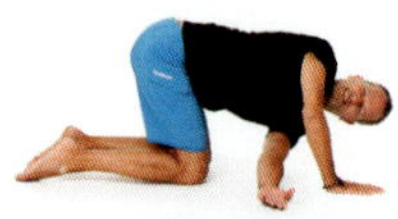

THREAD A NEEDLE

4

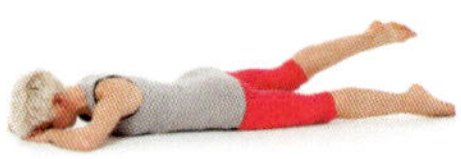

HIP STRETCH

5

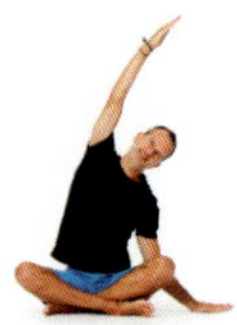

SIDE BEND I

6

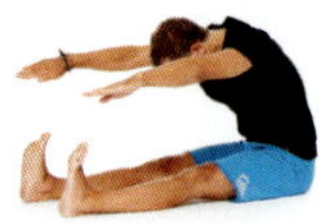

SPINE STRETCH

7

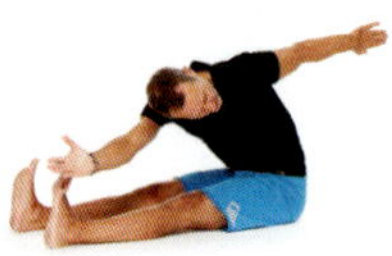

SAW

8

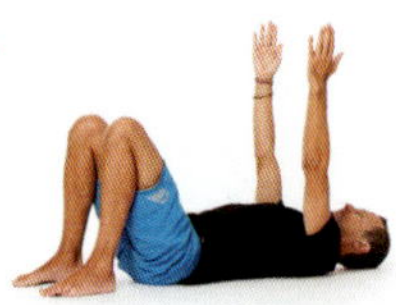

SCAPULAR REACH

9

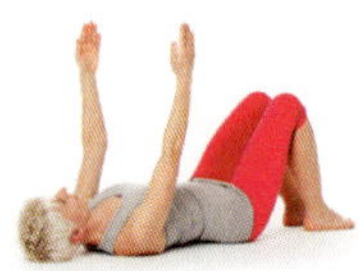

ARM CIRCLES

10

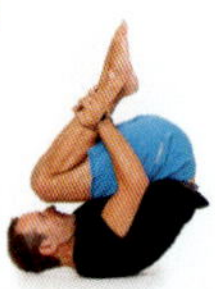

ROLLING LIKE A BALL

11

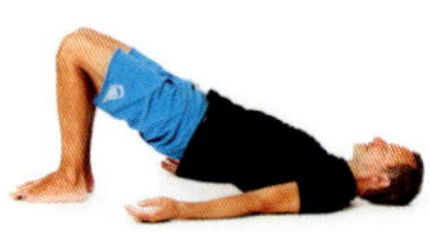

BASIC BRIDGING

12

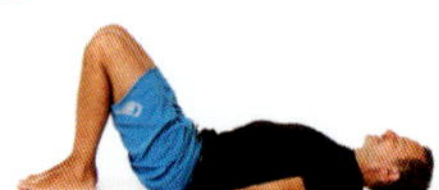

LOSLASSEN

Level – Profi / Dauer – 10 Minuten

1. Spine Stretch – 3-5 x
2. Spine Twist – 3 x/Seite
3. Side Bend I – 3-5 x/Seite
4. Atmung und Loslassen in Rückenlage – einige Min.

1

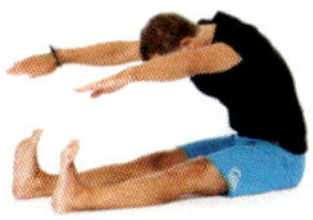

SPINE STRETCH

2

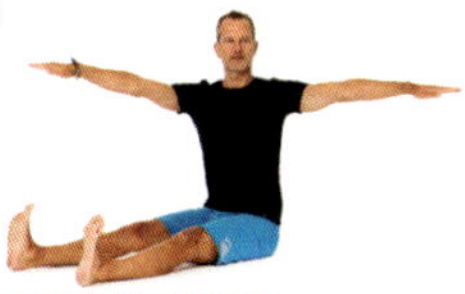

SPINE TWIST

3

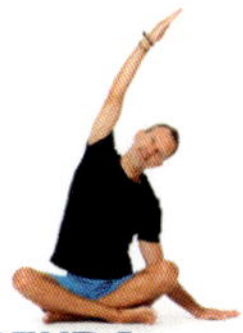

SIDE BEND I

4

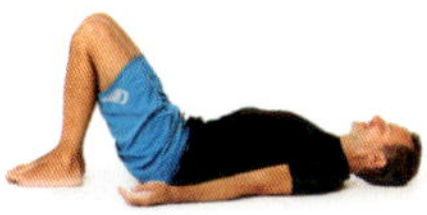

LOSLASSEN

Level - Profi / Dauer - 30 Minuten

1. Atmung im Stehen - einige Atemzüge
2. Standing Balance - 1 x/Seite alle Variationen
3. Standing Roll Down - 2-3 x
4. Hip Stretch - 30-60 Sek. /Seite
5. Side Bend I - 3 x/Seite
6. Spine Twist - 3 x/Seite
7. Spine Stretch - 3 x
8. Saw - 3 x/Seite
9. Rolling like a Ball - einige Male
10. Sternum Drop - 3-5 x
11. Basic Bridging - 3-5 x
12. Atmung und Loslassen - einige Min.

1
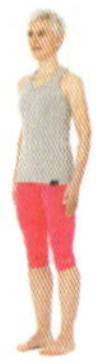
ATMUNG

2
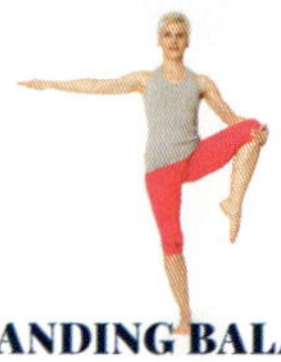
STANDING BALANCE

7
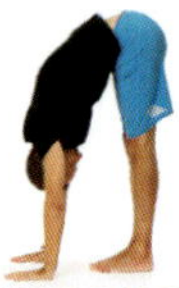
STANDING ROLL DOWN

4
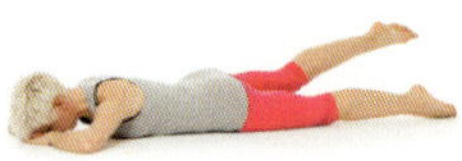
HIP STRETCH

5
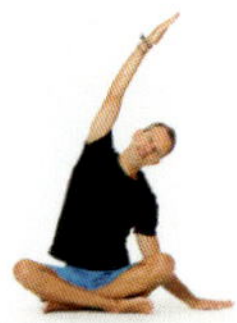
SIDE BEND I

6
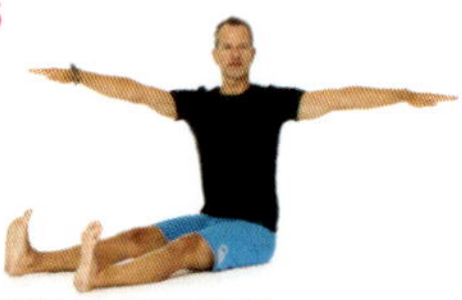
SPINE TWIST

7
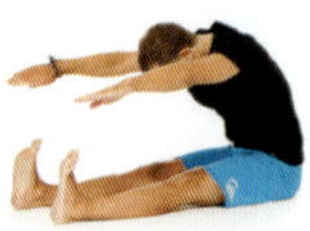
SPINE STRETCH

8
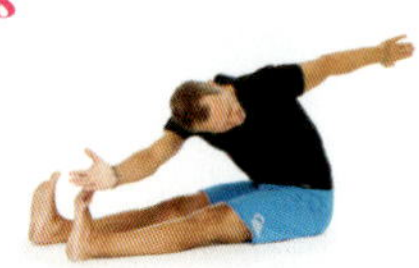
SAW

9
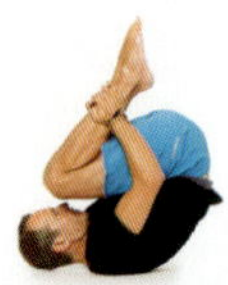
ROLLING LIKE A BALL

10
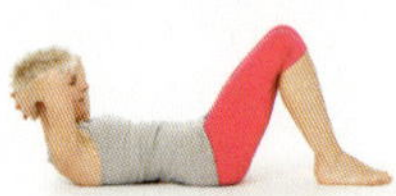
STERNUM DROP

11
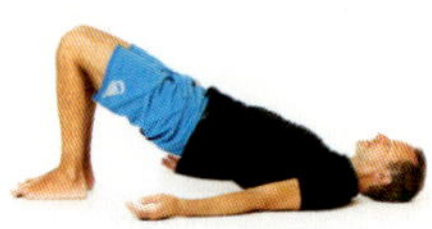
BASIC BRIDGING

12
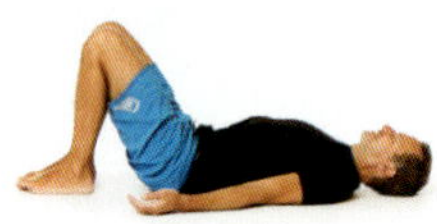
LOSLASSEN

7

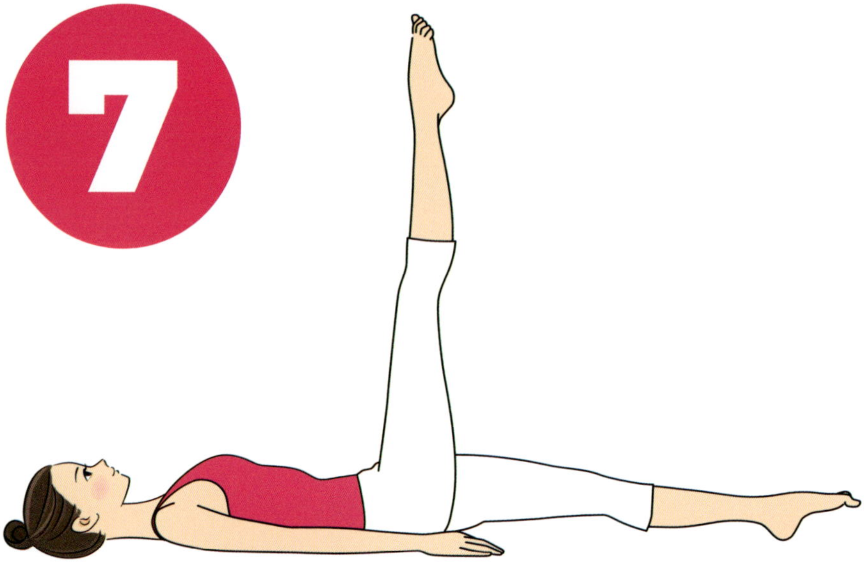

DEIN INDIVIDUELLES PILATES-WORKOUT

KREIERE DEIN EIGENES WORKOUT!

So geht's:

Jede Übung in diesem Buch hat eine farbliche Markierung, die den Trainingsschwerpunkt kennzeichnet. Einige Übungen haben zwei oder drei Farben, dann eignen sie sich für beide oder alle Schwerpunkte. Diese farblichen Markierungen helfen dir, dein Training gezielt und individuell zusammenzustellen. Möchtest du den Fokus auf die Kraft legen, dann nutze vorwiegend Übungen mit einer magentafarbenen Markierung. Für mehr Mobilisation wähle die blauen Übungen, für Dehnung die grün markierten Übungen.

Im ersten Schritt legst du fest, welchen Trainingsschwerpunkt dein Workout haben soll. In den Tabellen findest du alle Übungen übersichtlich nach Schwerpunkten zusammengefasst. Wähle anschließend das Level, das sich für dich im Moment stimmig anfühlt. Dabei gilt: Es geht nicht darum, möglichst anspruchsvoll zu trainieren, sondern sinnvoll und effektiv – abgestimmt auf deinen aktuellen Leistungsstand.

Im nächsten Schritt entscheidest du, wie viel Zeit du dir für dein Training nehmen möchtest: 10 oder 30 Minuten.

10-MINUTEN-WORKOUT

- Wähle drei Übungen aus der Tabelle. Auch bei einem kurzen Trainingsprogramm ist es sinnvoll, mehrere Ausgangsstellungen zu kombinieren. Sind z. B. zwei deiner Übungen in Rückenlage, dann wähle die dritte Übung so, dass sie aus einer anderen Position startet.
- Wiederhole jede Übung acht- bis zehnmal.

30-MINUTEN-WORKOUT

- Wähle sechs bis acht Übungen aus der Tabelle. Wähle die Übungen so, dass mindestens drei unterschiedliche Ausgangsstellungen berücksichtigt sind.
- Wiederhole jede Übung acht- bis zehnmal.

Je nach Tagesform und Trainingsniveau kannst du die Schwierigkeitsgrade flexibel mischen. Auch als Fortgeschrittener oder Profi ist es wichtig, immer wieder auch die vorbereitenden, leichteren Abfolgen in das Training einzubauen. Bist du bei den fortgeschrittenen Übungen angekommen, dann baue besonders am Anfang deiner Trainingseinheit immer auch Anfängersequenzen ein. Genauso verfahre, wenn du bei den Profi-Übungen angekommen bist. Gehe einige Zeit nach diesem Schema vor, um ein Gefühl dafür zu bekommen, routiniert eigene Abfolgen zusammenzustellen. Zusätzlich zu den Schwerpunkten Kraft, Mobilisation und Dehnung findest du bei jeder Übung Hinweise zu der primär angesprochenen Muskelgruppe und den Körperregionen. So kannst du deinem Workout noch zusätzlich einen weiteren Schwerpunkt setzen. Erlaube dir, dein Pilates-Training individuell anzupassen – so bleibt es abwechslungsreich und nachhaltig wirksam.

MOBILISATION

Level 1		Level 2		Level 3	
Übung	Seite	Übung	Seite	Übung	Seite
Basic Bridging	24	Roll Up	58	Roll Over	98
Sternum Drop/ Curl Up	18	Leg Circle	60	Side Bend II	112
Half Roll Back	36	Rolling Back	62		
Scapular Reach	16	Saw	68		
Cat Stretch	46	Spine Twist	34		
Side Kick Prep.	44	Standing Roll Down	90		
Side Bend I	32	Up Stretch	88		
Roll Over Prep.	26	Double Leg Kick	78		
Spine Stretch	30				
Thread a Needle	48				
Cobra	42				
Arm Circle	28				

KRAFT

Level 1		Level 2		Level 3	
Übung	Seite	Übung	Seite	Übung	Seite
Low Abs I	14	Low Abs II	54	Low Abs III	96
Dart	38	Criss Cross	66	Roll Over	98
The Hundred I	20	The Hundred II	56	Swan Dive	102
Roll Over Prep.	26	Roll Up	58	Teaser II	104
One Leg Stretch	22	Leg Circle	60	Side Bend II	112
Side Plank	50	Double Leg Stretch	64	Push Up Series	114
Stretching Dog	49	Shoulder Bridge	70	Side Kick Kneeling	106
		Side Kick	82		
		Teaser I/ One Leg Teaser	72/74		
		Swimming	80		
		Leg Pull Front	108		
		Leg Pull Back	110		
		Control Front	85		
		Control Back	86		
		Double Leg Kick	78		
		Knee Lift	84		

DEHNUNG

Level 1		Level 2		Level 3	
Übung	Seite	Übung	Seite	Übung	Seite
Basic Bridging	24	Saw	68	Side Bend II	112
Half Roll Back	36	Spine Twist	34		
Cat Stretch	46	Standing Roll Down	90		
Side Bend I	32	Up Stretch	88		
Spine Stretch	30	Single Leg Kick	76		
Hip Stretch	40				
Thread a Needle	48				
Cobra	42				

KOPIERVORLAGE FÜR DEIN EIGENES WORKOUT

Übung	Seite

Abonnieren Sie unseren kostenlosen Newsletter unter **www.dersportverlag.de**

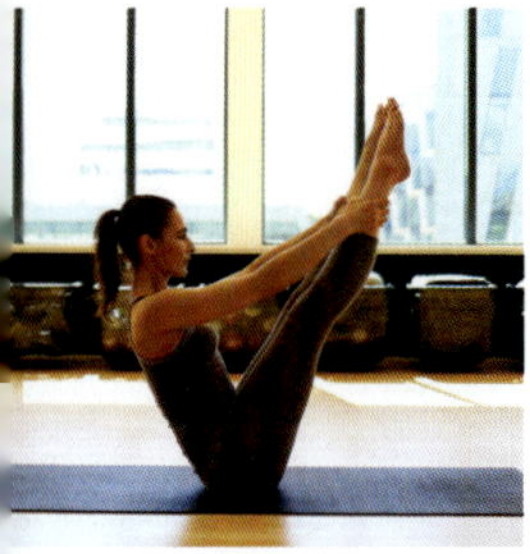

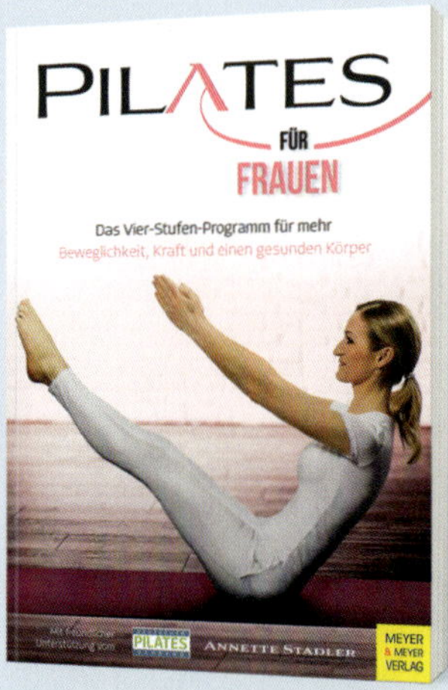

Pilates für Frauen
16,5 cm x 24 cm
408 Seiten

ISBN 978-3-8403-7801-0
€ [D] 32,00/[A] 32,90

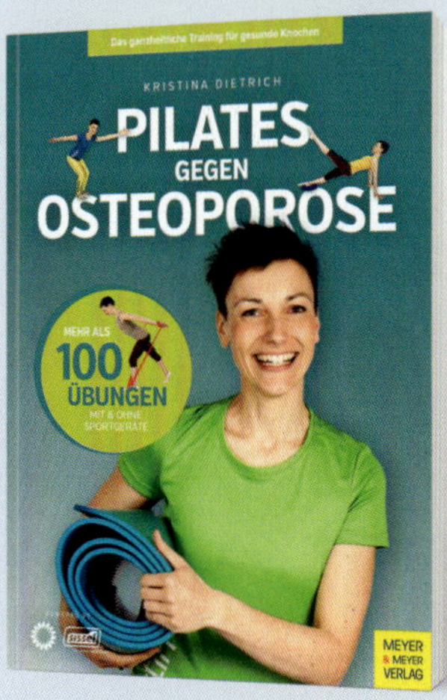

Pilates gegen Osteoporose
16,5 cm x 24 cm
192 Seiten

ISBN 978-3-8403-7841-6
€ [D] 22,00/[A] 22,70

MEYER & MEYER VERLAG

MEYER & MEYER Verlag
Von-Coels-Str. 390
52080 Aachen

Telefon 02 41 - 9 58 10 - 25
Fax 02 41 - 9 58 10 - 10
E-Mail vertrieb@m-m-sports.com
Website www.dersportverlag.de

Abonnieren Sie unseren kostenlosen Newsletter unter **www.dersportverlag.de**

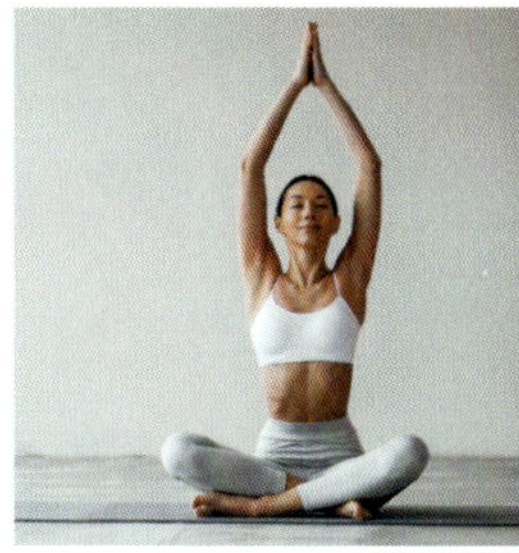

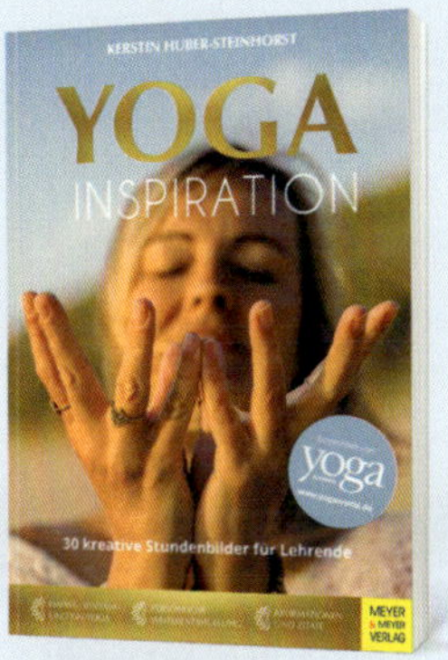

ISBN 978-3-8403-7870-6
€ [D] 26,00/[A] 26,80

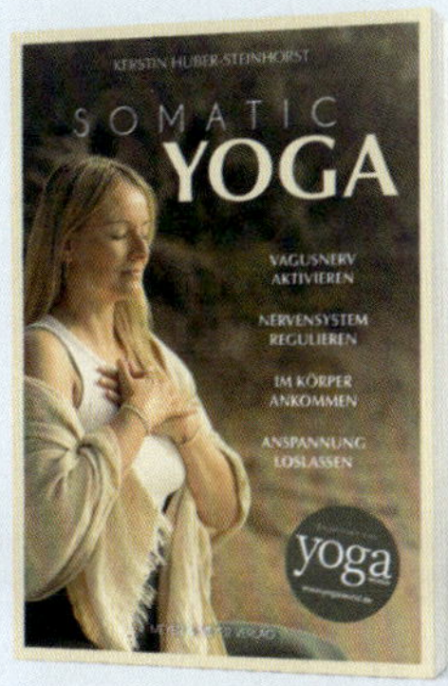

ISBN 978-3-8403-7993-2
€ [D] 28,00/[A] 28,80

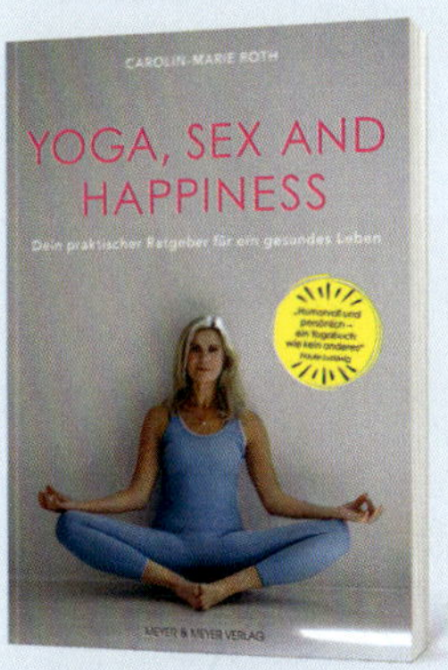

ISBN 978-3-8403-7941-3
€ [D] 28,00/[A] 28,80

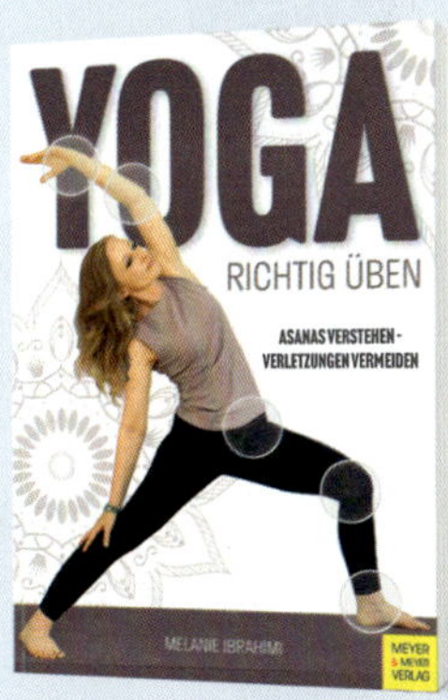

ISBN 978-3-8403-7942-0
€ [D] 22,00/[A] 22,70

Preisänderungen vorbehalten und Preisangaben ohne Gewähr! Bild oben rechts © AdobeStock/ standret

MEYER & MEYER Verlag
Von-Coels-Str. 390
52080 Aachen

Telefon 02 41 - 9 58 10 - 25
Fax 02 41 - 9 58 10 - 10
E-Mail vertrieb@m-m-sports.com
Website www.dersportverlag.de

MEYER & MEYER VERLAG